AF318533

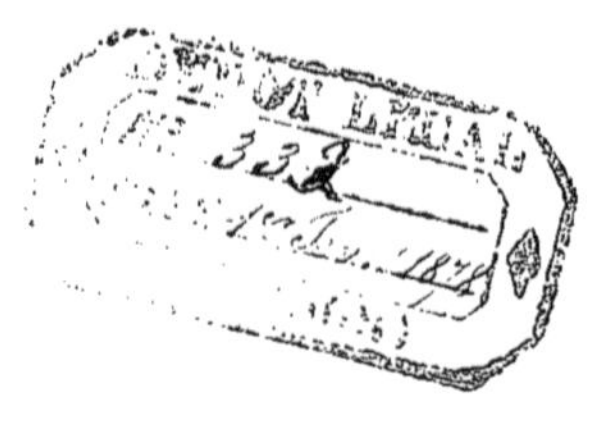

TRAITÉ

DE LA

LYMPHANGITE ENDÉMIQUE

DES PAYS CHAUDS

TRAVAUX PUBLIÉS PAR L'AUTEUR

Considérations pratiques et étiologiques sur l'éléphantiasis des Arabes (*Gazette médicale de Paris*, 1858, n°s 2 et 3 ; *Gazette des hôpitaux*, 1859, n° 119).

Observation de purpura hemorrhagica fébrile, guéri par le perchlorure de fer (*Gazette médicale de Paris*, 1860, n° 120).

La variole à l'île de la Réunion (*Archives générales de médecine*, 6e série, 1863, tome 1er, n^{os} d'avril et suivants).

De l'ulcère de Mozambique, Paris, 1863, in-8° de 78 pages.

Note sur la fièvre récurrente qui règne à l'île de la Réunion (*Union médicale*, 1866, tome 31, page 338).

De l'influence de la température sur la variole (*Union médicale*, 1874, tome 18, page 353).

Observation d'anévrisme faux consécutif de l'artère pédieuse sans blessure de la peau ; anomalie artérielle ; ligature ; guérison (*Bulletin de la Société de Chirurgie de Paris*, 1874, page 250).

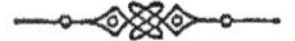

Saint-Denis — Typ. de Gabriel et Gaston Lahuppe

TRAITÉ

DE LA

LYMPHANGITE ENDÉMIQUE

DES PAYS CHAUDS

PAR

Le Docteur MAZAÉ AZÉMA

Médecin de l'Hôpital colonial de Saint-Denis
Président du Conseil d'hygiène et de salubrité publique
et de la Commission administrative
du Museum d'histoire naturelle et du Jardin de la Réunion
Membre titulaire de la Société d'Anthropologie
et Correspondant de la Société nationale de Chirurgie de Paris
Officier d'Académie
Chevalier de la Légion d'Honneur

SAINT-DENIS (RÉUNION)

TYPOGRAPHIE DE GABRIEL & GASTON LAHUPPE, RUE DU CONSEIL, 119

1878

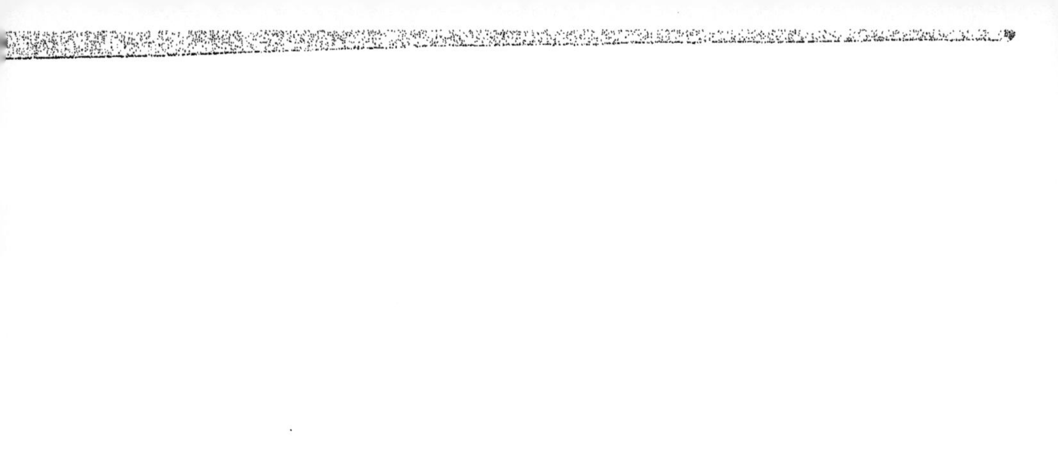

DE LA LYMPHANGITE ENDÉMIQUE

DES PAYS CHAUDS

INTRODUCTION

> Chaque latitude a son empreinte, chaque climat a sa couleur.
>
> CABANIS.

Des causes que nous chercherons à pénétrer plus loin exposent le système lymphatique à l'île de la Réunion et dans les pays chauds à des maladies dont la fréquence en fait de véritables endémies. Les unes se montrent, il est vrai, sous des climats opposés, tantôt à l'état sporadique, parfois sous forme épidémique. Mais, dans les régions tropicales, elles présentent ce singulier caractère d'être endémiques et de revêtir une physionomie particulière. D'autres sont spéciales à ces derniers climats, et lorsqu'elles ont été observées hors des limites de leurs *habitats*, les sujets qui en étaient atteints les y avaient contractées.

Les plus communes de ces endémies sont constituées par l'inflammation des réseaux et des vaisseaux lymphatiques ; les autres, encore peu connues, par la dilatation variqueuse des vaisseaux intra-glandulaires de l'aine, et par le développement consécutif de tumeurs acquérant parfois un volume considérable.

Nous nous proposons, dans cet opuscule, de décrire ces diverses endémies, en utilisant et les travaux qui ont déjà été publiés sur ce sujet et les observations qu'une longue pratique nous a permis de recueillir à l'île de la Réunion.

Nous les classons sous le terme générique de *lymphangite endémique des pays chauds*, parce que le processus inflammatoire en forme le fonds commun; et que, bien que l'une d'elles n'y puise pas les éléments primitifs de son développement, elle s'y trouve fréquemment exposée et emprunte à cette circonstance, qui en fait une lymphangite accidentelle, les caractères funestes qui en révèlent le plus souvent l'existence.

Nous préférons d'autre part la dénomination de *lymphangite* à celle de *lymphite*, parce que celle-ci ne devrait s'appliquer qu'à l'inflammation de la lymphe, tandis que la première, par son étymologie même, désigne aussi bien l'inflammation des vaisseaux collecteurs que celle des réseaux d'origine et celle des ganglions. Elle embrasse donc mieux le groupe d'affections auxquelles le système lymphatique est sujet dans les pays chauds. Nous l'adoptons pour ce motif.

Ce groupe comprend :

La lymphangite réticulaire ou *érysipèle des pays chauds.*

La lymphangite des vaisseaux collecteurs ou *angioleucite endémique.*

Enfin la *lymphangite intra-ganglionnaire.*

A cette dernière se rattache, par un lien nécessaire et comme lésion antécédente , la *dilatation des vaisseaux intra-glandulaires* , concourant à former les *tumeurs érectiles lymphatiques* ; et à côté de celles-ci se place l'*ectasie des réseaux* pouvant produire la *lymphorrhagie spontanée des pays chauds.*

Mais, avant d'aborder l'étude de ces endémies, il nous paraît opportun d'en présenter un aperçu historique, de jeter un rapide coup d'œil sur l'anatomie normale des parties qui en sont le siége préféré et de rechercher les causes générales qui semblent présider à leur développement.

Ce sera l'objet de la première partie de ce travail.

CHAPITRE Ier

Aperçu historique

Le point de vue sous lequel nous envisageons les maladies du système lymphatique dans les pays chauds nous paraît avoir peu de précédents dans l'histoire scientifique. Sans remonter bien loin dans les recherches bibliographiques et en s'arrêtant au *Dictionnaire encyclopédique des sciences médicales*, dernière et savante exposition de l'état de la science sur ce point, on verrait qu'il n'est nullement question des lymphangites intertropicales. Dans le groupe d'affections que nous étudions, les varices lymphatiques, la lymphangiectasie ganglionnaire ou tumeur lymphatique variqueuse de l'aine et la lymphorrhagie sont les seules auxquelles une mention ait été accordée par Verneuil (1) et par Potain (2). Mais le silence le plus absolu règne sur les lymphangites des pays chauds.

La même remarque s'applique à l'article que Le Dentu

(1) *Dict. encycl. des sciences méd.*, art. *Aine*, t. 2, p. 308.

(2) Ibid. art. *Pathol. du système lymph.*, 2e série, t. 3, p. 505.

et Longuet ont inséré dans le *Nouveau Dictionnaire de médecine et de chirurgie pratiques* sur les maladies du système lymphatique : les tumeurs érectiles seules, sous le nom de *lymphangiome ganglionnaire*, y sont rappelées (1). Il n'en pouvait être autrement, car les monographies spécialement consacrées aux maladies des régions intertropicales ne font aucune allusion aux endémies lymphatiques, si communes pourtant dans ces régions. On serait en droit d'en être surpris. Mais les préoccupations des auteurs de ces traités et le théâtre habituel de leurs observations expliquent cette regrettable lacune. Dutroulau (2) lui-même se charge d'en indiquer la cause dans sa préface. « Quant « aux maladies endémiques, dit-il, dont le nombre sera « peut-être trouvé trop restreint, comparé à celui qui se « montre sous le ciel des tropiques, elles sont limitées « par le but que je veux atteindre et indiquées par les do- « cuments que j'ai interrogés. N'avoir en vue que les ma- « ladies des Européens et prendre ses observations dans « les hôpitaux où sont traitées ces maladies, c'est répon- « dre d'avance à toutes les objections de cette nature. »

Les hôpitaux militaires des colonies sont, en effet, peu propices à l'exhibition de maladies particulières aux créoles et étrangères aux Européens qui n'ont point encore subi un acclimatement achevé. Aussi, à considérer les ouvrages qui y ont pris naissance, on dirait que le règne

____

(1) *Nouveau Dict. de méd. et de chir. prat.*, t. 21, p. 85.

(2) DUTROULAU, *Traité des Mal. des Européens dans les pays chauds*, 1861.

pathologique des pays chauds se résume dans le groupe des
fièvres paludéennes, dans la fièvre jaune, la dysenterie,
la colique sèche et l'hépatite.

La pratique civile, longtemps exercée au milieu des
populations coloniales, estime ce cadre beaucoup trop restreint et ne tarde pas à s'apercevoir de la place importante
que devraient y occuper les endémies lymphatiques. Les
auteurs, dont les travaux ont puisé leurs observations
dans cette pratique, n'en ont cependant présenté jusqu'ici
aucune relation. Les médecins du Brésil seuls ont fait des
lymphangites primitives le sujet de leurs études et de leurs
discussions (1) et Bourel-Roncière a analysé dans les Archives de médecine navale (2) les documents, fort écourtés d'ailleurs, qu'ils leur ont consacrés. Le sillon que nous parcou-
rons est donc à peine tracé.

Mais si on abandonne cette vue d'ensemble, que nous
croyons inaugurer le premier, pour pénétrer dans chacune
des espèces nosologiques qu'elle embrasse, on y trouve des
éléments d'appréciation suffisants pour leur constituer un
historique digne d'intérêt. Nous les passerons en revue
d'après l'ordre de nos différents chapitres.

La *lymphangite réticulaire* ou érysipèle endémique est
celle dont la notion remonte à l'époque la plus reculée.
Bien que son individualité ne se détache pas parfaitement
dans les auteurs de celle de l'éléphantiasis des Arabes,

(1) Comptes-rendus de l'Académie de médecine de Rio, 1864.

(2) Bourel-Roncière, *La station navale du Brésil et de la Plata*, Arch.
de méd. navale, 1873, t. 19, p. 355.

son endémicité dans les pays chauds découle précisément de celle de l'éléphantiasis, qui n'en est que la résultante. C'est ce qu'avaient excellemment pressenti les auteurs du *Compendium de médecine pratique*, lorsqu'ils écrivaient : « Jusqu'à présent on ne possède aucuns relevés statisti- « ques, qui permettent d'avancer que l'érysipèle est plus « fréquent sous certaines latitudes que sous d'autres ; « cependant on doit croire qu'il se montre plus souvent « dans les contrées tropicales, là où certaines maladies « cutanées, l'éléphantiasis des Arabes...... règnent, « pour ainsi dire, endémiquement (1). » On pourrait donc à la rigueur, en rappelant l'historique de cette affection, retracer celui de l'érysipèle endémique.

Aussi nous nous bornerons à établir cette endémicité, que conteste A. Desprès (2), en s'appuyant sur le silence des médecins des pays chauds, de Bajon, de Poupet-Des- portes, de Lind et de ceux de l'Algérie.

Nous n'irons pas jusqu'à Rhazès pour rechercher les premiers vestiges de l'érysipèle endémique dans la descrip- tion de l'éléphantiasis des Arabes qu'il a laissée et dont Georges Franck nous a conservé le texte (3). On pourrait cependant en voir une ébauche dans cette phrase : « *Cum* « *ergo pedis grossities augeri videtur et color obscurari...* « C'est pourquoi aussitôt que les jambes s'enflent et se

---

(1) *Compendium de méd. prat.*, t. 3, p. 475.

(2) A. DESPRÈS, *Traité de l'érysipèle*, 1862, p. 184.

(3) *Rhazès cum Serapio Averroch.* Edit. de G. FRANK, 1535.

« couvrent d'une rougeur foncée..... » Mais cette dernière expression est encore trop vague pour servir de guide dans nos recherches.

Nous passerons aussi sous silence Prosper Alpin (1), dont la relation n'a trait qu'aux intumescences confirmées du scrotum et des jambes observées en Egypte, et ne fait aucune mention des accès érysipélateux qui les préparent.

Nous rappellerons que Kœmpfer (2), en décrivant l'*Andrum* et le *Pérical* de Cochin, ces éléphantiasis du scrotum et des jambes, constate déjà dans l'un l'érysipèle qui ouvre la scène, et dans l'autre une inflammation *phlegmoneuse* que nous savons n'être autre chose qu'un érysipèle même.

Les observateurs qui, à partir de cette époque, en ont fait l'objet de leurs études, fournissent des preuves non douteuses de l'endémicité des érysipèles dans les pays chauds. Les médecins qui pratiquaient, au siècle dernier, dans l'île de Barbade, ont été les premiers à les signaler. Sans parler de Ch. Town, dont les descriptions sont trop confuses, W. Hillary (3), en rapportant l'histoire des épidémies qui sévissaient dans cette île, mentionne de 1755 à 1757 une fièvre érysipélateuse « semblable, dit-il, à cel-

---

(1) Prosper Alpin, *De medicinâ Œgyptiorum*, lib. IV — 1591. Edit. de 1748 réunie au traité de Bontius : *De med. Indorum.*

(2) Kœmpfer, *Amenitates exoticœ*, 1712, fasc. 3.

(3) W. Hillary, *Obser. in the changes of the air and the concomitant epidemical diseases in the island of Barbadoes*, 1755. Analysé par Alard (De l'infl. des vaisseaux absorbants lymphatiques. — Paris, 1824).

le que produit la fièvre de l'éléphantiasis. » Son successeur, James Hendy (1), profitant de ses travaux et des découvertes faites dans l'anatomie des vaisseaux lymphatiques, précise davantage le siége de la maladie et fixe d'une façon assez nette les caractères de l'érysipèle fébrile avec sa sensibilité le long des vaisseaux et dans les ganglions et ses crises répétées, et que nous verrons être ceux de l'éry. sipèle endémique.

Bajon (2) lui-même disait que, dans les pays chauds, les inflammations sont érysipélateuses et s'accompagnent d'œdème considérable. N'était-ce pas proclamer l'endémicité de la lymphangite réticulaire ?

Lind (3), il est vrai, n'en parle pas. Mais Lind était un médecin voyageur, qui séjournait peu dans les pays qu'il visitait et ne pouvait, dès lors, facilement observer l'une de nos endémies. Son traducteur, toutefois, Thion de la Chaume, n'a pas manqué de combler la lacune que renferme son *Essai*, en rappelant l'existence à la Barbade de la maladie décrite par James Hendy et en reproduisant la description qu'en a donnée le médecin anglais.

Au commencement du siècle, Chapotin (4) en consta-

---

(1) James Hendy, *A treatise of the glandular disease of Barbadoes*, 1784. Traduct. par Alard, in mém. de la Soc. méd. de Paris, 4e année.

(2) Bajon, *Mém. pour servir à l'histoire de Cayenne*, 1778, t. 1, mém. 3 et 8 ; t. 2, mém. 2 et 3.

(3) Lind, *Essai sur les mal. des Européens dans les pays chauds,* 1777.

(4) Chapotin, *Topogr. médicale de l'Ile de France*, 1812, p. 73.

tait la présence à l'île de France (aujourd'hui île Maurice).
Au sujet des œdèmes éléphantiasiques, vulgairement appelés
dans le pays *grosses jambes* , il s'exprimait ainsi : « Ces
« engorgements sont sujets à un érysipèle phlegmoneux.
« L'inflammation commence quelquefois par une légère rou-
« geur sur le trajet des vaisseaux lymphatiques, s'accroît
« et s'étend sur toute la partie tuméfiée : elle se termine
« par résolution ou par l'exhalation abondante d'une
« humeur muqueuse dont la dessiccation laisse des croûtes
« épaisses sur la peau. La fièvre symptomatique est plus
« ou moins vive ; mais les glandes lymphatiques ne
« sont jamais affectées ou ne le sont que secondaire-
« ment. » En faisant plus loin l'énumération des maladies de la peau les plus fréquentes en cette île, il n'ou-
bliait pas les érysipèles, tant ils étaient communs. Nous
sommes en mesure d'affirmer, d'après des renseignements
précis, qu'ils y sont aujourd'hui aussi souvent observés
qu'alors.

Au Brésil, leur endémicité ne peut être mise en doute.
On en a pour garant Sigaud (1), qui nous apprend que
« l'inflammation des lymphatiques, à laquelle on a donné
« le nom d'angioleucite ou d'érysipèle blanc, est endé-
« mique à Rio », et que les érysipèles y sont également
fort communs. On en trouve encore la preuve dans le travail de Bourel-Roncière (2), qui les décrit sous le nom de
lymphangites circonscrites.

(1) Sigaud, *Du climat et des maladies du Brésil,* 1844, p. 160 et 370.

(2) Bourel-Roncière, loc. cit., p. 340.

A l'île de la Réunion, on verra, par les développements que nous leur consacrons, que cette endémicité ne peut être non plus méconnue.

En traçant cette rapide esquisse historique, nous ne songeons pas avoir épuisé tous les faits qui démontrent la fréquence des érysipèles spontanés dans les pays chauds. Nous n'avons ni le pouvoir, ni les documents utiles pour interroger les localités et remonter aux auteurs où l'on pourrait en retrouver d'autres preuves. Nous n'avons d'ailleurs à insister que sur leur endémicité à la Réunion pour rester dans le cadre de notre travail. Nous irons même au devant de cette objection qu'en acceptant cette endémicité, nous déplaçons, au profit de l'érysipèle, celle qui ne devrait revenir qu'à l'éléphantiasis. Car nous nous efforcerons de montrer que, dans ce cas, la première affection est la maladie principale, le véritable facteur nosologique de cette succession d'actes morbides dont les intumescences éléphantiasiques ne sont que les conséquences ; et que, bien souvent, elle éclate et s'éteint dans le cercle de son évolution normale, sans provoquer et perpétuer ces solutions ultimes.

L'étude des *angioleucites endémiques* est un sujet à peine exploré. Les travaux des médecins brésiliens dont nous avons parlé plus haut en font seuls mention. Les comptes-rendus de l'Académie de médecine de Rio (1864) et les Annales brésiliennes de médecine (1865) renferment à cet égard quelques observations des Drs Soeiro Guarany et Pereira Régo, que Bourel-Roncière a également analysées dans les *Archives de médecine navale*, en réunissant les formes principales de ces angioleucites sous le nom de *lymphangites diffuses*. Elles sont encore désignées dans le pays sous la dénomination de *lymphatitis*, d'*angioleucite* ou de *lymphangite érysipélateuse* (*).

Quant aux *tumeurs érectiles lymphatiques*, leur histoire est un peu plus complète, bien que les premiers documents n'en remontent pas à une époque éloignée. Car on ne peut y rattacher les dilatations lymphatiques à origine différente de celle des lymphangiectasies ganglionnaires intertropicales ni celles qui surviennent à la suite de tumeurs ou de plaies. On ne saurait, dès lors, y comprendre les ectasies ou dilatations lymphatiques observées aux membres par Assalini (1), à la cuisse par Sœmmering (2), par Wrisberg, à la suite d'une tumeur abdominale, au tronc par Carswell (3), sur le canal thoracique par Bichat (4) et par Astley Cooper (5), au pli du coude par Nélaton (6),

(*) Ce travail était conçu et écrit, lorsque le Dr Eugène Vinson a fait paraître dans les *Archives de médecine navale* (n° de juillet 1877) une note relative à la lymphite grave de Maurice et de l'île de la Réunion. Nous en consignons ici la publication pour compléter notre historique.

(1) *Essai méd. sur les vais. lymph.*, 1787.

(2) *De morbis vas. absorb.*, 1796, p. 44.

(3) *Path. anat. hypertroph. planch.* 4.

(4) *Dernier cours d'anat. path.*, p. 299.

(5) *Œuvres*, édit. Richelot, p. 618.

(6) *Path. Chir.*, I., p. 586.

au prépuce par Beau (1), Huguier (2), Ricord et Verneuil (3), aux environs de tumeurs cancéreuses par Broca (4) et par Richet (5). Toutes ces affections n'ont aucune afférence avec celle qui fait l'objet de notre étude.

La première observation de lymphangiectasie des pays chauds signalée dans la science est sans contredit celle d'Amussat. Th. Anger rapporte à Nélaton l'honneur de l'avoir découverte. Sans doute Nélaton, en 1860, a eu le premier le mérite de déterminer la nature et le siége des tumeurs lymphatiques ; mais l'autopsie, faite en 1829 par Amussat et figurée par Breschet (6), n'en reste pas moins comme le premier document relatif aux singulières dilatations que subit le système lymphatique chez les créoles.

Dès 1858, nous en signalions en ces termes la fréquence à l'île de la Réunion : « Depuis que notre attention a « été éveillée sur ce point, j'ai souvent observé dans no- « tre colonie, surtout chez les jeunes gens et chez les « femmes, des tuméfactions ganglionnaires du pli de l'ai- « ne, sur la nature desquels des médecins peu attentifs

(1) *Revue méd. chirurg.*, 1851.

(2) *Gaz. des Hôpit.*, 1852.

(3) *Bullet. de la Soc. anat.*, t. 28.

(4) *Bullet. de la Soc. anat.*, t. 27.

(5) *Anat. Chirurg*, 1855, p. 180.

(6) Breschet, *Le système lymphatique, thèse de concours*, 1856, p. 260.

« s'étaient complétement mépris, et qui n'étaient autre
« chose que des *ganglions lymphatiques dilatés* et ayant
« la plus grande analogie avec les tumeurs dont parlent
« Breschet et M. Desjardins (1). »

L'observation recueillie deux ans après par Nélaton est
assurément la plus importante, parce que les caractères
anatomo-pathologiques de l'affection à laquelle elle se rapporte sont pour la première fois bien précisés. Il s'agit
d'un jeune créole, venu à Paris pour se faire opérer d'une
double tumeur érectile lymphatique des aines. Sur ses
pressantes sollicitations et sans prévoir le danger de semblables ablations, Nélaton enleva une des tumeurs, et
l'opération fut suivie d'une angioleucite diffuse phlegmoneuse, promptement mortelle. L'examen de la tumeur du
côté qui n'avait pas été touché permit à Nélaton et à
Sappey de reconnaître qu'elle était formée par la dilatation variqueuse des vaisseaux qui entrent dans la composition des ganglions lymphatiques.

De nouvelles observations ont été depuis consignées
dans la science. Elles se sont toutes produites au sein de
la Société de Chirurgie de Paris. C'est d'abord U. Trélat
qui soumet à l'examen des membres de cette savante
Compagnie un jeune créole de l'île de la Réunion, que le
docteur de Saint-Perne et moi avions vu avant son départ
pour France et auquel nous avions conseillé ce voyage.

(1) Mazaé Azéma, *Considér. prat. et étiol. sur l'éléph. des Arabes* (Gazette méd. de Paris, 1858, n° 3, p. 35).

Il était atteint d'une double tumeur lymphatique aux aines. La relation en est insérée au Bulletin de la Société (1).

Mais quelques mois après, et à propos d'une insignifiante opération de fistule anale, les tumeurs dont il était porteur et qui avaient semblé s'améliorer, devinrent le siége d'une vive inflammation, et notre jeune compatriote succomba en moins de 26 heures, aux suites d'une lymphangite intra-ganglionnaire. L'examen d'une des tumeurs fut suivi d'une intéressante communication que Trélat fit à la Société dans la séance du 14 septembre (2).

A ce sujet, M. Petit, ancien médecin en chef de la marine à la Réunion, fit part à la Société de trois autres cas de tumeurs lympathiques que, pendant son séjour dans cette colonie, il aurait rencontrées dans la pratique civile (3).

En 1865, le Dr Aubry (4) choisit pour sujet de thèse inaugurale la relation des observations que Nélaton et Trélat avaient déjà fait connaître.

Mais le travail le plus complet sur la matière est la thèse soutenue en 1867 par Théophile Anger (5), et que nous mettrons parfois à contribution.

(1) *Bull. de la Société de chir.*, 1864, p. 506.

(2) *Bull. de la Soc. de chir.*, 1864, p. 455

(3) Ibidem, p. 480.

(4) AUBRY, *Des dilat. des ganglions lymph.* (Thèse de Paris, 1865.)

(5) TH. ANGER, *Des tumeurs érectiles lymphatiques* (adénolymphocèles), Paris, 1867.

En 1869, Verneuil produisit à son tour, devant la Société de Chirurgie, un nouveau fait de tumeur lymphatique observée sur une jeune fille de Pondichéry, de passage à Paris. L'observation en est consignée dans le Bulletin de la Société (1).

Rappelons ici que, longtemps avant, Verneuil en avait observé avec le Dr Grenat un cas sur un créole de l'île Maurice, et dont le diagnostic, alors méconnu, avait été rétabli plus tard sous son véritable jour (2).

Enfin en 1876, Nepveu soumit au jugement de cette Société un travail sur l'inflammation des lymphangiectasies ganglionnaires, travail qui a été examiné par Th. Anger dans un intéressant rapport (3).

Nepveu constate plusieurs cas de tumeurs lymphatiques, empruntés à son observation personnelle et à la clientèle des Docteurs Noël et Edwards, médecins de l'île Maurice. Par une faveur à laquelle la pratique n'est pas habituée, ces tumeurs subirent de violentes inflammations et ne s'en terminèrent pas moins par la guérison.

La littérature médicale étrangère renferme aussi quelques documents afférents à notre sujet. Ils se trouvent résumés dans un mémoire de Vladan Georgjevic, dont une

(1) *Bull. de la Soc. de chir.*, 1869, p. 355.

(2) *Dict. encyclop. des sc. méd.*, loc. cit., p. 309.

(3) *Bull. et mém. de la Soc. de chirurgie*, 1876, t. 2, p. 582.

revue critique a été publiée par Nepveu dans les Archives
générales de médecine (1).

Tel est le bilan des faits relatifs aux tumeurs lymphatiques dont la science s'est jusqu'ici enrichie. Nous y por-
terons un important contingent.

L'histoire des *ectasies* ou *varices lymphatiques* des pays
chauds se confond en bien des points avec celle des tumeurs lymphatiques. Il est bien rare, en effet, que celles-
ci ne soient pas accompagnées de varices des troncs
sous-cutanés ou profonds. Tels ont été les cas d'Amussat et de Trélat : tels seraient, nous n'en doutons pas,
ceux que l'examen anatomique pourrait contrôler. Nous
n'aurons donc pas à leur rechercher un historique autre
que celui des tumeurs lymphatiques. Nous ne nous occu-
perons ici que de celui des ectasies dermiques ou varices des
réseaux superficiels du derme. Encore parmi celles-ci né-
gligerons-nous celles qui se sont produites en dehors des
influences tropicales ou à l'occasion de violences extérieu-
res. On en trouvera le resumé dans la thèse de Binet (2)
et dans le plus récent travail du Dr Vladan Georgjevic,
analysé dans les Archives générales de médecine (3).
Nous ne retiendrons comme se rattachant à notre sujet
que les cas de dilatations lymphatiques nées sous le ciel
des tropiques. Nous y réunirons la lymphorrhagie spontanée, parce que l'écoulement qui la constitue ne se produit,

(1) VLADAN GEORGJEVIC, *Ueber lymphorrhoe und lymphangiome* , 1870.
In Archives gén. de médecine, 1872, vol. 2, p. 215.

(2) *Varices et plaies des lymphat. superf.* (Thèse de Paris, 1858.)

(3) Loc. cit. et 1875, vol. 1, page 232.

en dehors de tout traumatisme, que sur des lymphatiques atteints d'ectasies préalables.

Les exemples n'en sont pas nombreux dans la science. Nous n'en connaissons que deux bien authentiques. Le premier a été observé par Demarquay sur un jeune Brésilien, d'origine française, qui portait à la partie interne et inférieure de la cuisse gauche une dilatation variqueuse d'un vaisseau lymphatique avec saillie ampullaire, d'où la lymphe s'écoulait spontanément (1). Le second a été publié par Camille Desjardins, de l'île Maurice (2). C'est une très-remarquable observation, qui a servi de thème à Gubler et à Quevenne pour déterminer les qualités physiques de la lymphe, et dont l'importance justifiera l'analyse détaillée que nous en présenterons dans le cours de cet opuscule.

Éloigné de tout foyer scientifique et du centre de leurs richesses accumulées, nous avons pu faire quelques omissions dans cette courte notice historique. Le lecteur, mieux placé que nous, les réparera sans peine. Mais les documents que nous avons produits sont assurément les plus importants et nous aideront, nous osons l'espérer, à poursuivre l'étude difficile que nous avons entreprise et qui a été l'objet de nos constantes réflexions et d'une observation soutenue.

(1) DEMARQUAY, *Recherches sur la lymphorrhagie et la dilatation des vaisseaux lymph.* (Mém. de la Soc. de Chirurgie, t. 3, p. 139.)

(2) C. DESJARDINS, *Note sur un cas de dilatation variqueuse du réseau lymph. superf. du derme ; émission volontaire de lymphe (Gaz. méd. de Paris,* 1854, n⁰ˢ 24 et suivants.)

CHAPITRE II

Considérations anatomiques

En consacrant un chapitre aux connaissances anatomiques nécessaires à l'étude des maladies dont le système lymphatique est atteint dans les pays chauds, nous n'avons pas la prétention de présenter un exposé complet de l'anatomie de ce système. Nous ne croyons utile que de donner une description succincte des parties qui en sont le théâtre habituel, en résumant les travaux les plus récents et les moins controversés sur cet important sujet.

Le cadre de nos recherches nous oblige à pénétrer dans les trois départements du système lymphatique; car chacun d'eux peut être le siége d'une des endémies que nous avons à décrire. Nous aurons dès lors à considérer sous le rapport anatomique: 1° les réseaux d'origine des lymphatiques cutanés ; 2° les vaisseaux collecteurs ou lymphatiques proprement dits ; 3° enfin les glandes ou ganglions lymphatiques.

§ 1. — Réseaux d'origine des lymphatiques cutanés

On ne peut se dissimuler que, malgré de récents et de remarquables travaux, les origines des vaisseaux lymphatiques ne soient encore un sujet de controverse, et aujourd'hui-même on peut dire avec Breschet (1) que « la dé-

____

(1) Breschet, loc. cit., p. 7.

« monstration de l'origine de ces vaisseaux dans les systè-
« mes organiques n'est pas faite. » Mais nous avons moins
à prendre parti au milieu des divergences d'opinions dont
ces origines sont histologiquement l'objet qu'à rappeler les
caractères et la situation topographique des réseaux cutanés où nous plaçons l'une de nos endémies.

Dans leur expansion originelle au sein de la trame des
tissus, les vaisseaux lymphatiques surgissent du tissu cellulaire, où leurs racines s'implantent et se ramifient.
Cette origine, indiquée par Mascagni (1), acceptée par Breschet, a été adoptée par l'école allemande, par Teichman,
Ludwig, His, Frey, Wirchow, Reclinghausen, etc.,
mais vivement contestée par le professeur Sappey (2).
Sans chercher ici à savoir si les lymphatiques naissent des
corpuscules du tissu cellulaire, ou des canaux qui unissent
ces corpuscules, ou des lacunes de ce tissu, nous nous
bornerons, pour l'utilité de notre sujet, à dire que les
vaisseaux lymphatiques y forment un réseau de tubes capillaires, fréquemment anastomosés et entrecroisés, entièrement clos et indépendants, et dont les parois ne sont
à leur naissance constituées que par des cellules épithéliales,
et dans les plus gros capillaires par un mélange de fibres
annulaires et de fibres élastiques, qui engaînent les cellules épithéliales. Leurs dernières radicules se terminent par
des prolongements aplatis, ou en cul-de-sac, d'autres
fois en pointes séparées du tissu lamineux ou cellulaire par

(1) *Vasorum lymphaticorum corporis humani historia et iconographia*,
1787.

(2) *Traité d'Anatomie*, t. 2, p. 775.

une couche épithéliale très-adhérente aux parties ambiantes, sans communication avec les noyaux de ce tissu par des bouches ou pores absorbants, comme le supposait Aselli, ni avec les capillaires sanguins par des anastomoses permettant le mélange des deux liquides qui y circulent, ce mélange s'opérant par les courants endosmo-exosmotiques.

Le diamètre des lymphatiques des réseaux est de 1 à 2 dixièmes de millimètres pour les plus gros, et de 0^{mm} 004 pour les plus petits. De ceux-ci aux plus gros, les modifications dans la grosseur sont graduelles, avec ce caractère indiqué par Bélajeff (1) que, vers le milieu de leur parcours ou à leur confluence, les tubes capillaires présentent des renflements circulaires ou unilatéraux, qui ne sont produits que par une simple dilatation des parois, sans indiquer pour cela la présence de valvules intérieures, comme ils le dénotent dans les vaisseaux collecteurs, valvules dont les capillaires sont dépourvus.

Dans leurs rapports de voisinage, les réseaux lymphatiques et les capillaires sanguins sont indépendants les uns des autres. Ceux-ci, toujours plus petits que les lymphatiques, rampent entre les mailles des réseaux, sans corrélation avec eux et en nombre proportionnel à la vascularité sanguine du tissu. Le réseau des vaisseaux lymphatiques est plus superficiel que le réseau vasculaire sanguin, suivant Mascagni, Breschet, Sappey (2) et la plu-

_____

(1) *Journal d'Anat. et de Physiol.*, 1866.

(2) SAPPEY, loc. cit., p. 764.

part des anatomistes. Cette situation respective est dé-
montrée par l'injection des capillaires sanguins avec un
liquide très-ténu, lorsqu'on a préalablement injecté le
réseau lymphatique. Cette disposition stratifiée n'est cependant pas constante : elle est souvent remplacée par
un véritable entrelacement des deux ordres de capillaires.
Bélajeff, qui leur assigne une position inverse dans les
muqueuses dermo-papillaires, reconnaît néanmoins que les
capillaires lymphatiques forment le réseau tégumentaire
le plus superficiel. Il importait, comme on le verra plus
tard, que ce point d'anatomie ne fût le sujet d'aucune
controverse sérieuse.

Les origines des lymphatiques, leurs connexions avec le
tissu conjonctif et le système sanguin, telles que nous venons de les résumer, d'après les enseignements de la science contemporaine, sont formellement contestées par le
professeur Sappey. Ses récentes recherches (1) établissent
que les vaisseaux lymphatiques ne naissent pas du tissu
conjonctif, mais bien des capillaires sanguins par deux
réseaux : l'un granuleux, l'autre à cellules lymphatiques.
Le réseau granuleux est composé de *capillicules*, de 0 ^{mm}
002 de diamètre et de *lacunes*. Les capillicules, dont les
parois sont tapissées de cellules endothéliales, renferment
des granulations disposées en séries linéaires et passant
plus tard à l'état de cellules lymphatiques. Les lacunes
sont des cavités communiquant avec les capillicules et
ayant leur convexité dirigée vers leur centre. C'est de ce

_____

(1) *Union médicale*, 1874, n°s 154 et 156.

réseau que le professeur Sappey fait partir les capillaires lymphatiques, sans qu'ils n'aient de continuité avec le tissu conjonctif.

Tout au contraire, ce tissu en est dépourvu, et la communication est directe entre les vaisseaux lymphatiques et sanguins. Le professeur Sappey le démontre en s'appuyant sur des faits empruntés à l'anatomie, à la physiologie, à l'anatomie pathologique et à la pathologie elle-même. Aussi, pour lui, le système lymphatique n'est qu'une dépendance de la circulation générale. Il a pour usage nonseulement de concourir à l'absorption, mais encore de former les particules solides du sang.

Nous n'avons ni la compétence , ni l'autorité nécessaires pour prononcer en un différend aussi capital: nous préférons nous maintenir dans le rôle que notre sujet nous dicte.

Anastomosés vers la surface du derme, sous le corps muqueux de Malpighi, les réseaux d'origine envoient, entre les gros faisceaux élastiques du derme, de petits conduits qui vont ensuite s'anastomoser à la face profonde, de façon à former deux réseaux entre lesquels se trouve comprise l'enveloppe tégumentaire : l'un superficiel, immédiatement sous-papillaire , l'autre profond et sous-dermique (Bonamy, Sappey).

Ces réseaux apparaissent sous deux formes principales : tantôt ils sont à mailles allongées ou uniformes , mais plus petites que les lymphatiques eux-mêmes, si bien que ceux-ci forment un lacis très-serré et de construction irrégulière , dont les inégalités semblent tout d'abord une agrégation de cellules, mais ne sont en réalité que de petites dilatations du lacis lui-même ; tantôt les réseaux sont à mailles plus larges, et alors leur constitution réticulée ne peut plus être l'objet d'une méprise.

Du réseau sous-dermique partent des troncs qui, rampant dans l'épaisseur du tissu cellulaire sous-dermique, passent à l'état de vaisseaux collecteurs et accompagnent de bonne heure les grands rameaux sanguins. Ce passage s'annonce histologiquement, d'après Bélajeff et Ch. Robin (1), par la formation de fibres musculaires entrecroisées avec des fibres lamineuses, qui masquent les cellules épithéliales des réseaux d'origine et leur forment une nouvelle paroi extérieure.

Siége des réseaux. — A la peau, les lieux d'*élection* des réseaux d'origine sont la ligne médiane de la tête et de la face, les faces latérales du nez et des oreilles, le pourtour de la bouche, des lèvres, des narines, de la vulve et de l'anus, la partie moyenne du scrotum, le sein et les parties latérales du thorax, les parties postérieures des membres thoraciques et abdominaux, surtout la face palmaire des mains et la plante des pieds. Ils sont moins nombreux sur les parties antérieures de l'avant-bras, de la cuisse et de la jambe (Sappey).

Ainsi, à leur origine, les vaisseaux lymphatiques sont constitués par des plexus, par des réseaux très-déliés qui se rapprochent, s'anastomosent entre eux pour former des

______

(1) *Dict. Encyclop.*, 2ᵉ série, t. III, p. 401.

réseaux plus considérables, lesquels donnent naissance à
d'autres réseaux à mailles plus larges, et de ces derniers
partent les troncs collecteurs. Sorte de lacis inextricable
qui, en s'entrelaçant avec les capillaires sanguins, forme,
suivant Mascagni, la trame même du corps humain.

§ 2 — Vaisseaux collecteurs ou lymphatiques proprement dits

Disposition des vaisseaux collecteurs. — Les vaisseaux collecteurs, vers lesquels viennent converger les réseaux d'origine, se reconnaissent à l'augmentation de leur
diamètre (ils ont plus d'un dixième de millimètre d'épaisseur), mais surtout à la formation d'une tunique propre à
l'extérieur de la tunique épithéliale des capillaires et à la
présence de valvules dans leur intérieur. Leur direction
est en général rectiligne. Parrallèles entre eux, ils s'anastomosent dans leur trajet au moyen de branches de communication. Suivant le professeur Cruveilhier, il est fréquent de voir un vaissseau lymphatique, après un trajet
plus ou moins long, se diviser en 2 branches à peu près
égales et sous un angle très-aigu. Chacune des branches
s'anastomose avec le lymphatique voisin et l'union entre
les divers troncs se poursuit ainsi par division dichotomique,
disposition, on le comprend, très-favorable à la circulation
de la lymphe. D'autres fois chaque branche, résultant d'une
première bifurcation, se subdivise à son tour et le vaisseau
interne de cette seconde division s'anastomose avec son
semblable près duquel il est situé (Breschet). Parfois les
deux branches de la bifurcation se rapprochent et se confondent, en présentant la forme d'une maille allongée

(Sappey). Ces diverses anastomoses s'opèrent non-seulement entre les rameaux latéraux, mais encore entre les plans superposés au moyen de branches de communication.

PAROIS. — Breschet n'admettait que deux membranes dans la constitution des parois des vaisseaux lymphatiques : une interne, fine, déliée et plus extensible que celle des veines ; l'autre externe, celluleuse, dense, résistante et très-élastique. Mais les recherches histologiques ont depuis conduit les micrographes à y reconnaître trois tuniques : une interne, épithéliale, à cellules polygonales allongées ; une seconde, élastique, à fibres circulaires, doublées d'une couche épaisse de fibres lamineuses, à direction également transversale ; enfin une tunique plus externe , constituée par des faisceaux longitudinaux de tissu lamineux , par des vaisseaux sanguins et par quelques fibres musculaires à direction transversale (Ch. Robin).

C'est, comme on le verra plus loin, la membrane interne qui forme, dans l'intérieur du vaisseau, ces replis, ces valvules dont le resserrement donne au lymphatique l'aspect d'un chapelet.

Les parois des lymphatiques jouissent d'une contractilité que des expériences de vivisections ont mise en parfaite évidence et qui persiste même plusieurs heures après la mort (Breschet). Mais la faculté la plus remarquable qu'elles possèdent, c'est celle de se laisser distendre à un haut degré, propriété qu'elles doivent à la nature de leur tunique interne, mais surtout à celle de l'externe dont l'élasticité est considé.

rable. Elle permet aux vaisseaux lymphatiques d'atteindre
un diamètre énorme, pour revenir ensuite sur eux-mêmes et
reprendre leur épaisseur primitive. Cette dilatation peut
acquérir des proportions importantes et s'y maintenir
pour constituer l'une des endémies que nous aurons à décrire. L'élasticité des lymphatiques est telle que Mascagni
l'a retrouvée même sur des vaisseaux injectés et conservés
dans l'alcool depuis plus de deux ans. Malgré cette dilata -
bilité et la ténuité de leurs tuniques, les parois des vaisseaux lymphatiques ont une force de résistance supérieure
à celle des vaisseaux sanguins d'égal calibre. Elle est surtout bien accusée dans les lymphatiques des membres inférieurs.

D'après Cruikshank, des vaisseaux sanguins nourri-
ciers circulent dans les parois des lymphatiques. On peut
également admettre que des nerfs s'y ramifient, bien qu'on
ne puisse en démontrer l'existence, si l'on considère l'exquise sensibilité que les lymphatiques décèlent lorsqu'ils
viennent à s'enflammer.

Valvules. — Les valvules dont les vaisseaux lymphatiques sont pourvus sont formées aux dépens de la tunique
interne par l'adossement de deux feuillets de cette membrane. L'épithélium qui en tapisse l'intérieur s'est en
quelque sorte replié sur lui-même, en interceptant vers
le bord adhérent de la valvule quelques fibres élastiques
très-fines, qu'y envoie la tunique moyenne. Les valvules
affectent une forme parabolique et sont disposées comme
celles des veines, notamment comme les valvules sygmoï-
des de l'aorte et de l'artère pulmonaire. Leur bord libre

est dirigé vers le tronc central, de façon à s'opposer par leur redressement à la progression de la lymphe par voie rétrograde. Elles sont disposées par paires et présentent une largeur suffisante pour obstruer le vaisseau.

Plus nombreuses que dans les veines, les valvules des lymphatiques sont également plus nombreuses dans les vaisseaux superficiels que dans les profonds, aux membres inférieurs qu'aux supérieurs. Le professeur Sappey en a compté de 60 à 80 aux membres thoraciques, depuis leur origine jusqu'aux ganglions axillaires, et de 80 à 100 aux membres abdominaux. Elles sont placées à intervalles égaux. Distantes de 2 à 3 millimètres près des réseaux (Sappey), elles s'éloignent les unes des autres à mesure que le calibre du vaisseau augmente : la distance qui les sépare est alors de 6 et de 8 millimètres.

DISTRIBUTION DES LYMPHATIQUES. — Aux membres, qui sont avec le sein chez la femme et le scrotum chez l'homme, les régions préférées de la lymphangite endémique, la distribution des lymphatiques nécessite une description particulière.

Ils y sont disposés sur deux plans : l'un superficiel et en rapport avec les veines sous-cutanées, l'autre profond, accompagnant les artères, les veines et les nerfs.

MEMBRES INFÉRIEURS. — Après avoir reçu les lymphatiques des orteils et quelques rameaux des parties interne et externe de la plante du pied, le *plan superficiel* des lymphatiques des membres inférieurs est formé par des rameaux collecteurs qui se dirigent sur le dos du pied, s'u-

nissant d'abord entre eux et se divisant ensuite pour se porter vers la partie antérieure et interne du tibia. Parvenus
à la région moyenne de la jambe, quelques-uns de ces rameaux gagnent la face interne, d'autres la face postérieure,
pour se diriger ensuite vers la région interne de la jambe ou
vers la cuisse. Ceux-ci montent directement en se portant
obliquement en dedans. Après avoir donné naissance,
pendant leur parcours, à de nombreux réseaux par leurs
divisions multipliées, ils vont se jeter, vers le pli de l'aine, dans 8 ou 10 ganglions appelés *ganglions inguinaux
superficiels*. Ils présentent alors un diamètre de 1 millimètre à 1 millimètre 1/2, et sont au nombre de 30 à 40.
Ces ganglions reçoivent également les lymphatiques de la
partie externe du bassin, ceux de la région postérieure
des fesses, enfin ceux de la verge et du scrotum.

Le *plan profond* est alimenté par les vaisseaux lymphatiques provenant des parties profondes. Il comprend 4
faisceaux : l'un qui accompagne la veine petite saphène
ou saphène externe ; l'autre, les vaisseaux tibiaux anté-
rieurs, après avoir traversé le ganglion tibial antérieur
situé vers le tiers supérieur de la jambe ; le troisième,
les vaisseaux tibiaux postérieurs, et le dernier les péron-
niers. Arrivés au creux du jarret, ils se jettent dans les
ganglions poplités, qui sont au nombre de 4 à 5 et qui
sont situés près de l'aponévrose. A leur sortie de ces ganglions, ils augmentent de volume et accompagnent les
vaisseaux cruraux en s'anastomosant pendant ce trajet
avec les lymphatiques du plan superficiel. Ils vont, enfin,
vers le haut de la cuisse, se fondre dans les ganglions in-

guinaux profonds, quelques-uns dans les ganglions superficiels.

Emergeant de ces ganglions, les lymphatiques passent
sous l'arcade crurale, au niveau de la veine fémorale et
en traversant la portion de l'aponévrose appelée *fascia cribiformis*. Ils prennent après ce passage deux directions
différentes : les uns longent les vaisseaux iliaques, qu'ils
entourent de plexus nombreux et vont se rendre aux ganglions iliaques externes ; les autres descendent dans le petit bassin pour pénétrer dans les ganglions hypogastriques
et se diriger ensuite vers les vaisseaux iliaques internes.
Ils suivent alors le trajet des vaisseaux iliaques primitifs
et de l'aorte, où ils se réunissent aux lymphatiques du
côté opposé et après avoir traversé de nombreux ganglions
réunis entre eux par des plexus, dont les vaisseaux présentent un diamètre de 2 millimètres 1/2 (Ch. Robin).

MEMBRES SUPÉRIEURS. — Dérivant des réseaux d'origine,
les lymphatiques superficiels des membres thoraciques
sont constitués par des rameaux collatéraux qui montent
parallèlement aux doigts pour se diriger vers la face dor-
sale de la main, où ils forment de riches plexus qui se
continuent sur l'avant-bras, au nombre de 15 à 16 vaisseaux, les uns gagnant la région postérieure où ils se divisent en rameaux internes et en rameaux externes, les autres parcourant la région antérieure. Ceux-ci montent le
long du côté interne de l'avant-bras jusqu'au dessus du
coude, où ils vont se jeter dans le ganglion épitrochléen,
après avoir été renforcés par les rameaux internes de la
région postérieure. Ils traversent ensuite une série de pe-

tits ganglions brachiaux, en dedans de l'artère humérale, pour aller se fondre dans les ganglions axillaires superficiels. Les rameaux externes de la face postérieure croisent la partie antérieure de l'avant-bras et vont également se jeter dans les ganglions axillaires.

Les lymphatiques profonds s'anastomosent fréquemment avec les superficiels et accompagnent les vaisseaux sanguins pour se rendre aux ganglions axillaires profonds.

MAMELLES. — Rappelons, avant de terminer cet exposé relatif à la distribution des lymphatiques, que les vaisseaux très-multipliés des mamelles sont de deux ordres : les uns naissent de la grande mammaire, les autres de la peau ; les premiers constituant les lymphatiques profonds, les seconds les superficiels. Peu d'organes en sont plus abondamment pourvus.

Les lymphatiques mammaires naissent des lobules de la mamelle, en les entourant d'un réseau délicat et en s'anastomosant les uns avec les autres. Ainsi unis, ils se dirigent tous vers l'aréole pour former le *plexus sous-aréolaire* , d'où partent 2 troncs : l'un prend naissance en dehors du mamelon, et, par un trajet direct, va se porter vers l'aisselle ; l'autre apparaît en dedans du mamelon, le contourne pour se rendre également à l'aisselle. Ils se jettent l'un et l'autre dans les ganglions axillaires les plus voisins du bord antérieur de l'aisselle. Ils reçoivent dans ce parcours 2 rameaux qui viennent des parties supérieure et inférieure du sein.

Les lymphatiques superficiels naissent de la peau du

mamelon et de l'aréole, et sont d'autant plus développés qu'ils se rapprochent davantage du mamelon. Ils forment un réseau très-riche et très-délicat, dont les troncules vont se rendre au plexus sous-aréolaire (Sappey).

Scrotum. — Mentionnons enfin que la peau du scrotum est excessivement riche en capillaires lymphatiques. L'enveloppe scrotale en semble exclusivement composée (Sappey). Du réseau qui s'y étale partent de chaque côté des troncs, qui passent au devant du cordon des vaisseaux spermatiques et vont à la cuisse se jeter dans les ganglions inguinaux les plus inférieurs. Les capillaires voisins du raphé se réunissent en un faisceau médian, qui, après s'être bifurqué à la racine de la verge, se dirige de chaque côté vers les ganglions de l'aine.

§ 3 — Glandes ou ganglions lymphatiques

Ce n'est point une entreprise facile que de faire connaître l'exacte constitution des ganglions lymphatiques. Si les origines des réseaux sont encore entourées d'obscurité, la structure des ganglions ne présente pas moins d'incertitude. Il importe cependant d'en bien préciser les caractères anatomiques, puisque c'est dans cette portion du système que nous retrouverons la plus remarquable et la moins connue de nos endémies. Nous nous efforcerons de le faire, en rapportant autant que possible notre description aux ganglions inguinaux, qui sont le siége presque exclusif de cette endémie.

Les recherches anatomiques ont depuis longtemps montré que les lymphatiques n'arrivent jamais au tronc central sans avoir traversé un ou plusieurs ganglions , et , qu'au moment d'y pénétrer, ils se divisent brusquement en rameaux très-petits qui se dirigent de la superficie vers la profondeur de la glande, en communiquant les uns avec les autres, et qu'ils se réunissent de nouveau vers le centre en plusieurs troncs qui continuent la direction des premiers. Les vaisseaux qui se divisent dans la glande prennent le nom de *vaisseaux entrants* ou *afférents*, les autres plus volumineux et moins nombreux , celui de *vaisseaux sortants* ou *efférents.* Accompagnés de capillaires sanguins et de divers éléments anatomiques dont nous déterminerons bientôt la nature, ils forment par cet ensemble la glande ou le ganglion lymphatique.

Ainsi constitué, le ganglion comprend une enveloppe , une substance ou parenchyme glandulaire et des vaisseaux.

ENVELOPPE. — L'enveloppe est composée de fibres lamineuses , de fibres élastiques et musculaires, de vésicules adipeuses et de vaisseaux. Ces divers éléments, dont la distribution n'a pas encore été parfaitement déterminée , concourent à produire un tissu en quelque sorte feutré, de la surface interne duquel partent de minces cloisons , composées des mêmes éléments, et qui, après s'être multipliées suivant des directions variées, vont se terminer en fibrilles vers le centre de la glande. Ces cloisons, appelées aussi *trabécules*, forment ainsi la charpente de soutènement, la trame de la glande. Elles ne font que traverser le tissu propre du ganglion, en circonscrivant des loges ou alvéoles qui ne sont pas distinctes et closes, comme l'ad-

mettent quelques auteurs, mais communiquent au contraire les unes avec les autres, séparées toutefois du tissu propre de la glande par un sinus lymphatique interposé entre ce dernier et le tissu trabéculaire.

De ces trabécules partent encore d'autres expansions
lamelleuses, de caractère fibro-plastique, fusiformes ou
étoilées, avec un noyau ovoïde au centre. Elles traversent
dans tous les sens les sinus lymphatiques et le tissu propre de la glande, en leur servant également de trabécules
de soutènement. Il semble que, de ce noyau central, se dé-
tachent des filaments légèrement flexueux qui s'anastomosent les uns avec les autres, en formant un réseau très-
délicat auquel Kœlliker a donné le nom de *reticulum*, et
dont la nature a été diversement interprêtée par les histo-
logistes.

PARENCHYME. — La substance ou pulpe glandulaire se
trouve renfermée dans les alvéoles que circonscrivent les
trabécules. Elle est partout identique à elle-même
de la superficie à la profondeur de la glande et constituée
par des follicules ou grains vésiculeux, formés en majeure partie d'épithéliums nucléaires sphériques de 0^{mm} 007
à 0^{mm} 008 de diamètre, contigus les uns aux autres
dans les mailles du réticulum. Débarrassée de l'enveloppe,
la substance glandulaire offre l'aspect des circonvolutions
cérébrales. Les caractères morphologiques qui la distinguent au milieu des alvéoles sont tels qu'ils permettent, à
la coupe de la glande, d'y reconnaître deux portions : une
corticale, à loges tubuleuses, adossées les unes aux autres
et de coloration d'un gris cendré ; l'autre *médullaire*, à al-

véoles ovalaires ou arrondies, disposées sans ordre apparent et d'une nuance rosée ou rougeâtre.

Vaisseaux lymphatiques. — Les lymphatiques, à leur entrée dans le ganglion, perdent, en traversant l'enveloppe, leurs tuniques externe et moyenne et ne conservent pour paroi que la tunique épithéliale, reprenant ainsi dans la substance de la glande la structure des réseaux (Recling-hausen) (1). Le retour à cet état élémentaire se justifie par le rôle physiologique que les ganglions sont appelés à remplir dans l'élaboration de la lymphe. Les lymphatiques conservent d'ailleurs le caractère de vaisseaux afférents tant qu'ils circulent dans la portion corticale de la glande et se reconstituent en vaisseaux efférents dans la portion médullaire.

Leur distribution est encore le sujet de dissentiments parmi les micrographes. D'après Frey (2), dont les recherches semblent généralement acceptées, on observe deux systèmes de lymphatiques dans les glandes : l'un superficiel, l'autre profond. Le premier se compose de *sinus* ou *conduits périfolliculaires* qui entourent la base de chaque follicule de la substance corticale. Ces sinus sont interposés entre le follicule lui-même et le trabécule, dont ils suivent les sinuosités ; et, ramenés, comme nous l'avons dit, à une simple constitution épithéliale, ils laissent communiquer la lymphe avec les espaces demeurés libres entre

(1) *Archiv. für path. anat.*, Berlin, 1862, p. 172.

(2) *Zeitschrift für wissench.* Zool., Leipsig., t. 13, 1863.

les épithéliums nucléaires du follicule. Et comme le follicule, de son côté, n'a pas de paroi propre (Frey, Ch. Robin), on s'explique les faciles communications exosmoti-
ques de la lymphe entre les sinus et les interstices follicu-
laires.

De chaque follicule partent des *conduits réticulés* ou *in-
tra-caverneux*, qui circulent entre les sinus, s'anastomosent
les uns avec les autres, en faisant communiquer la lymphe
entre les sinus, les espaces péri-folliculaires et les canaux de
la couche médullaire. Les conduits réticulés servent ainsi,
suivant Th. Anger (1), de véritables canaux de dérivation
destinés à recevoir le trop plein des sinus pour le transmettre aux troncs lymphatiques efférents.

Le second système de lymphatiques intra-ganglionnaires est constitué par des canaux qui font suite aux
sinus par l'intermédiaire des conduits réticulés et qui
donnent à la portion médullaire l'aspect spongieux qui la
caractérise. Ils présentent une singulière disposition anatomique, signalée par His (2), Frey (3), Billroth (4),
Th. Anger (5) et Legros. (6) Le centre ou l'axe de ces ca-

(1) Th. Anger, loc. cit.

(2) *Zeitschriff für wissensch. Zool.* Leipsig, t. 12 — 1862.

(3) *In eodem*, 1865, t. 15.

(4) *Archiv. für path. Anat.*, vol. 21 — 1861.

(5) Loc. cit.

(6) Sur l'épithélium des vaisseaux. *Journal d'Anat. et de Physiol.* Paris,
1868.

naux est occupé par un ou plusieurs capillaires sanguins dépourvus de leur tunique adventive. Les deux vaisseaux forment ainsi deux cylindres indépendants, mais emboîtés l'un dans l'autre ; le plus interne donnant passage au sang, l'autre à la lymphe. Il semble, dit Th. Anger, que la lymphe se soit créé une voie entre la tunique moyenne et la tunique externe du vaisseau sanguin, les écartant l'une de l'autre pour se frayer un passage d'un follicule à l'autre. Le canal de la lymphe se trouve ainsi converti en une véritable *gaîne lymphatique* (Ch. Robin). Toutefois sa cavité n'est pas entièrement libre. Elle est traversée par de fines trabécules anastomosées entre elles et la lymphe circule à travers le réseau caverneux qui résulte de cette disposition (Th. Anger).

Ce liquide, on le voit, pénètre dans le ganglion par les divisions des lymphatiques afférents, parcourt les sinus de la portion corticale, qui le déversent dans les conduits réticulés, ou bien reflue des sinus dans les espaces périfolliculaires pour être repris encore par les conduits réticulés et être, dans l'un et l'autre cas, dirigé vers les canaux de la substance médullaire et sortir du ganglion par les vaisseaux efférents.

On le voit encore, les ganglions ne sont pas seulement formés par un enroulement anastomotique de vaisseaux lymphatiques : d'autres éléments, que nous avons tenté de préciser, entrent dans leur constitution. Il n'est pas possible non plus d'admettre, avec quelques auteurs, que les lymphatiques y disparaissent comme canaux pour renaître dans des follicules clos. La continuité de ces vaisseaux ne peut être mise en doute, malgré la difficulté qu'on éprouve à en suivre le trajet compliqué.

Vaisseaux sanguins et nerfs. — Quant aux vaisseaux sanguins, ils sont très-nombreux dans les ganglions lymphatiques. Les artères pénètrent en général par le hile de la glande ; quelques-unes par d'autres points de la périphérie. Elles s'étalent à la surface, sous forme d'un lacis de capillaires qui suivent les dépressions des circonvolutions de la substance glandulaire ; d'autres pénètrent dans l'intérieur, en longeant les trabécules et en envoyant à chaque follicule des capillaires très-déliés.

Les veines accompagnent les artères et sortent par le hile de la glande.

Kœlliker a enfin reconnu que des filets nerveux s'épanouissent dans les ganglions, en suivant le trajet des artères.

Situation topographique des ganglions inguinaux

Les ganglions inguinaux sont situés au-dessous du pli de l'aine , dans l'espace triangulaire, limité en dedans par les deux adducteurs superficiels, en dehors par le psoas-iliaque et à la base par le ligament de Poupart ou de Fallope. Placés ainsi dans le triangle de Scarpa, ils sont groupés autour de l'insertion de la saphène interne dans la veine fémorale et au milieu d'un tissu adipeux très-abondant. Ils dépassent souvent les limites de ce triangle en se continuant jusqu'à la partie moyenne de la cuisse et le long de la saphène interne. Leur forme est oblongue et un peu aplatie, leur coloration rougeâtre, leur consistance charnue et légèrement élastique. Plus volumineux et plus mous dans l'enfance et dans l'adolescence, chez la femme que chez l'homme, ils diminuent de volume et acquièrent plus de consistance avec l'âge.

On les divise en ganglions superficiels et en ganglions profonds. Les superficiels sont logés dans la couche lamelleuse de la région inguinale, entre les couches cellulo-graisseuse et cellulo-fibreuse de cette région. Au nombre de 8 à 10, ils forment deux groupes distincts : l'un supérieur, occupant la base du triangle, composé de 3 à 4 ganglions parallèles au ligament de Fallope et ayant leur grand diamètre dirigé transversalement ; l'autre inférieur, logé dans le sommet du triangle, composé également de 3 à 4 ganglions, affectant une direction parallèle aux vaisseaux sous-jacents.

Les ganglions profonds sont placés sous la couche aponévrotique de la région inguinale. Variables dans leur nombre et dans leur volume, ils manquent parfois. Mais, le plus souvent, ils sont au nombre de 2 à 3. Henle en a compté jusqu'à 7. L'un d'eux, plus gros que les autres, se voit autour de l'embouchure de la saphène interne. Ils se réunissent quelquefois aux superficiels par l'ouverture qui livre passage à la saphène interne.

CHAPITRE III

Étiologie générale

Si les causes qui président au développement des maladies sont en général enveloppées d'obscurité, celles qu'on peut assigner aux troubles du système lymphatique deviennent d'une appréciation surtout difficile. L'indécision qu'éveillent parfois les signes qui les caractérisent , les controverses élevées au sujet de la nature, du siége même de quelques-unes de leurs expressions morbides, l'habitude fondée en Europe d'en rapporter l'origine à des causes externes, sont autant d'écueils qu'il faut éviter dans les pays chauds pour leur consacrer une étiologie justifiée. L'observation enseigne , en effet, que ces dernières causes ne sont pas dans ces régions celles qui dominent dans la genèse de ces maladies ; qu'il convient d'en invoquer d'autres. Leur endémicité indique en outre qu'il est logique d'en rechercher les origines dans les conditions climatériques où elles se développent, au milieu même du système où elles prennent naissance et jusque dans les appareils qui , par leur influence physiologique sur celui-ci, concourent avec lui aux grands actes de la vie organique.

Ainsi envisagée, une pareille étiologie n'est pas facile à démontrer , et nous sommes prêt à reconnaître la part d'hypothèse qui peut s'y rencontrer. Mais en la subissant, nous nous efforcerons de la faire concorder avec les enseignements de l'anatomie et de la physiologie.

Causes prédisposantes.

Une excursion dans le domaine de l'hygiène des pays chauds est le prélude nécessaire aux considérations étiologiques que notre sujet impose. Nous l'esquisserons à grands traits.

L'observateur qui veut assister aux mutations premières, qu'amène au sein de l'organisme l'influence des régions tropicales, ne doit pas choisir le créole pour sujet de ses investigations. Ici le terrain a été en quelque sorte préparé par les générations antérieures. Aux prises avec des climats nouveaux et météorologiquement opposés à ceux qu'elles ont quittés, ces générations ont eu à subir le conflit, parfois lent, souvent brusque, qui prépare et amène la mise en harmonie de l'organisme avec les modificateurs physiques. Leurs descendants bénéficient de cet équilibre harmonique et l'hérédité leur crée une constitution particulière, suffisamment adaptée au milieu où se poursuit l'exercice complet et régulier des fonctions physiologiques (1). Chez le créole, les luttes de ces fonctions contre la climature sont sourdes ; les aberrations en sont peu apparentes ; et ce n'est que lorsqu'elles sont poussées au point de créer quelques-unes des endémies qui lui sont spéciales, qu'elles viennent révéler l'empire qu'exercent sur lui les modificateurs thermiques auxquels il est soumis.

Pour en avoir une image saisissante, il faudrait rechercher et analyser les phénomènes qu'ils provoquent au sein des générations qui ont les premières ressenti l'action du

---

(1) Dans un article magistralement écrit et inséré au *Dictionnaire ency-clopédique des sciences médicales* (Irᵉ série, tome 1ᵉʳ, page 509), Bertillon conteste ce bénéfice aux nouveaux-nés des premiers colons. Deux ordres d'influences peuvent s'y opposer : les unes ont leur source dans l'atmosphère, les autres dans le sol. Nous ne songeons pas à mettre en doute les déchéances que leur réservent les influences telluriques ou palustres. Mais nous entendons ici l'acclimatement météorologique, dégagé de cet élément indomptable. Nous connaissons, à l'île de la Réunion, du moins, des descendants de premiers colons Européens, arrivés à la 5ᵉ et à la 6ᵉ génération qui y prospèrent. Le bénéfice que nous croyons pouvoir leur accorder n'est pas discutable.

climat nouveau. Cette recherche serait vaine. Mais on peut y suppléer, en dirigeant cet examen sur l'Européen transplanté dans les régions équatoriales et exposé par un séjour prolongé à leur dévorante ardeur.

Personne mieux que Fonssagrives, dans son *Traité d'hygiène navale* (1), n'en a résumé les résultats. Ils peuvent être, suivant leur ordre de succession, ramenés aux chefs suivants :

1° Elévation de la température organique du corps ;

2° Ralentissement de la circulation et de la respiration ;

3° Dilatation des fluides et des solides de l'économie ;

4° Enervement des fonctions digestives ;

5° Rupture d'équilibre des sécrétions par la prépondérance de la sueur sur toutes les autres ;

6° Engorgement des viscères de l'abdomen ;

7° Etat anémique du sang ;

8° Nous ajoutons, comme conséquence de cet état : prédominance marquée des fonctions du système lymphatique.

Dans cet ensemble de modifications organiques, deux faits dominent la scène et deviennent, pour ainsi dire, les deux axes autour desquels se déroule la chaîne des événements physiologiques et pathologiques qui caractérisent la

____

(1) FONSSAGRIVES, *Traité d'hygiène navale*, 1856, p. 381.

période d'*indigénisation*. Le premier fait est la localisation des troubles dans la région abdominale ; le second , les vices de proportionnalité qui surviennent dant les éléments du sang.

Nous nous écarterions de notre sujet en nous appesantissant outre mesure sur les phénomènes du premier ordre. Nous rappellerons seulement, à leur propos, avec quelle déplorable fréquence la période d'acclimatement est traversée par ces embarras gastriques , par ces flux bilieux, qui sont comme une sorte de révolte des organes digestifs contre les surprises de sécrétion de l'estomac et du foie. Nous rappellerons encore ces gastralgies capricieuses , ces interminables dyspepsies auxquelles le séjour des pays chauds condamne l'Européen, nouvellement arrivé. Nous ferons enfin remarquer la double résultante pathologique de ces désordres divers, l'hépatite avec ses fréquentes solutions purulentes et la dyssenterie avec ses rebelles lésions ulcéreuses, pour faire comprendre et accepter la part active , prépondérante que prennent les viscères de l'abdomen aux perturbations que développe l'influence tropicale. Elle se résume, en dernière analyse, en une torpeur progressive des fonctions digestives et en une tendance continue à l'engorgement du foie, de la rate et du mésentère. Mais ce qu'il est important de noter ici, c'est le trouble profond qui en résulte pour la nutrition et pour l'élaboration du sang , trouble auquel il est permis de rapporter en partie les causes de l'anémie tropicale.

Cette anémie, dont les caractères chimiques n'ont pas encore été précisés par des essais analytiques , et qui semble constituée par une augmentation proportionnelle du

sérum sur les éléments solides du sang et par la diminution des globules rouges, est un fait généralement constaté
dans les pays chauds. Elle devient même une nécessité
physiologique de la période d'acclimatement et du séjour
dans ces régions. Car l'Européen n'y conserverait pas im-
punément ce sang épais, fibrineux, nécessaire à la chlylifica-
tion et à l'hématose propres aux pays froids. Il serait bien
vite exposé à des luttes qui, violentes, détermineraient
de brusques et fatales secousses ; et qui, en s'opérant au
contraire par une succession de transitions lentes, tendent
à mettre les qualités du sang dans les mêmes conditions
que celles observées chez l'indigène. En un mot, « il faut
« que l'Européen cesse d'être sanguin et devienne lympha-
« tique (1). » L'assuétude climatérique est à ce prix.

Maintenue en de justes bornes, cette anémie forme le
fond des constitutions créoles et intervient dans une foule
de phénomènes de l'ordre pathologique. C'est sous l'empire de cet état de sang que, dans ces régions, les réactions
vitales sont languissantes, que les phlegmasies présentent
rarement le génie franchement inflammatoire, que dans
celles-ci la section de la veine ne donne presque jamais
un sang couenneux et que les tendances hydropiques sont
si communes.

Les causes qui la déterminent peuvent être rattachées
aux entraves portées à la nutrition par l'influence persis-
tante de la chaleur et à l'oxygénation moindre du sang.
Soit que la dilatation de l'air par la chaleur entraîne la ra-

<hr>

(1) CELLE, *Hygiène prat. des pays chauds*, 1848, p. 95.

réfaction de l'oxygène et diminue d'autant l'endosmose respiratoire, soit que les obstacles opposés à l'exhalation de l'acide carbonique par la pression atmosphérique tendent à appauvrir le sang en y accumulant ce gaz, comme l'admet Jourdanet (1), il n'en est pas moins vrai que l'état physique de l'atmosphère dans les pays chauds allanguit l'hématose en amoindrissant l'incessante purification du sang. On y retrouve assurément, avec les troubles de la nutrition, les deux principales causes de l'anémie tropicale. Mais il en est d'autres qui, bien que secondaires, viennent s'ajouter à celles-ci pour appauvrir encore ce liquide nourricier. Nous signalerons l'alimentation insuffisante, peu réparatrice qui forme la base du régime généralement en usage, les pertes sudorales qui agissent à l'égal des sécrétions exagérées et l'inertie musculaire qu'imposent les ardeurs du climat.

Quoi qu'il en soit, il n'est pas irrationnel d'admettre que ce sang, incessamment et fatalement appauvri par ce concours de causes multiples, ne soit pas en totalité utilisé dans les actes de la réparation organique et que l'excès de sérum qu'il contient ne s'épanche avec plus d'abondance dans la trame des tissus. Or, il est de science certaine qu'au système lymphatique est dévolu le rôle important de ramener dans la circulation générale cette partie superflue (2). C'est lui qui a pour fonction de charrier les fluides fournis par les éléments liquides du sang qui n'ont pas

(1) Jourdanet, *Le Mexique et l'Amérique tropicale*, 1864.

(2) Muller, *Manuel de Physiologie*, t. 1, p. 204.

servi à la nutrition, par la résorption moléculaire et surtout par la transsudation du sérum sanguin (1). Il doit résulter pour cet appareil un surcroît d'activité fonctionnelle, si ces fluides lui sont livrés avec excès : c'est ce qu'on peut induire des conditions hématologiques observées dans les pays chauds. Aussi avions-nous, dans un précédent travail (2), établi un principe que la méditation et que l'observation ont depuis corroboré : c'est que, dans ces pays, il y a un parallélisme inverse entre la circulation des vaisseaux sanguins et celle des vaisseaux blancs, et qu'en même temps que le sang s'y appauvrit, il se manifeste une augmentation dans la quantité de liquide qui circule dans les vaisseaux lymphatiques, augmentation qui, venant à dépasser les limites physiologiques, peuvent déterminer de véritables états pathologiques. Nous donnerons à ce principe plus de précision encore en ajoutant qu'à la diminution des globules rouges correspond alors une augmentation des globules blancs, pour aboutir à une sorte de leucocythémie normale.

Ces phénomènes de déplacement fonctionnel entre les deux appareils s'opèrent pendant l'acclimatement d'une façon silencieuse et, pour ainsi dire, à l'insu de l'organisme. Mais chez le créole, chez l'Européen *indigénisé*, suivant l'heureuse expression de Celle, ils tendent, dans les écarts de leur mutuelle pondération, à donner naissance à un groupe morbide, inconnu dans les

(1) LABÉDA, *Système lymphatique*, thèse d'agrégation, 1866, p. 6.

(2) MAZAÉ AZÉMA, loc. cit.

pays tempérés, et dans lequel le système lymphatique est manifestement impliqué. Outre les affections que nous avons énumérées et qui sont l'objet de ce travail, nous y rattachons leur aboutissant commun, l'éléphantiasis des Arabes; nous y joignons l'hématurie chyleuse, qui se lie à la même chaîne pathologique par un anneau qu'on ne peut méconnaître.

La conception la plus juste qu'on puisse, en effet, se faire de cette dernière endémie, c'est qu'elle est la conséquence d'un vice de nutrition, par lequel la transformation du chyle, qui doit être versé dans le sang, se fait d'une manière incomplète. Or, ce déchet de la sanguification a pour siége les vaisseaux chylifères, qui ne sont qu'une dépendance du système lymphatique. D'autre part, les analyses d'urines chyleuses, faites par W. Prout et par Guibourt (1), y ont retrouvé les principes les mieux caractérisés du chyle, notamment une grande quantité d'albumine et de matière grasse, auxquelles se joint éventuellement la matière colorante du sang sans fibrine. L'un d'eux, la graisse, y prédomine même dans des porportions telles qu'on ne saurait concevoir qu'elle puisse provenir d'une autre source que des voies chylifères; et quelle que soit la théorie qu'on adopte pour rendre compte de la présence des corps gras dans ces voies, qu'avec Ch. Robin (2) on ne la considère que comme le fait d'une pénétration mécanique au travers de la villosité intestinale, ou avec Otto.

(1) Rayer, *Mal. des reins*, t. 3, p. 401.

(2) Ch. Robin, *Programme du cours d'histologie*, 1864.

Funke (1) un phénomène d'absorption endosmotique , on
est conduit à admettre que dans l'hématurie endémique
cette partie de chyle non élaborée dans ses voies natu-
relles, unie aux principes coagulables de ce liquide, passe
telle qu'elle dans la masse du sang, d'où ils sont les uns
et les autres éliminés par les urines comme résidus désormais excrémentiels. Gubler (2) en a même fait une lymphorrhagie habituelle, qui ajouterait ses produits à ceux de
la sécrétion urinaire par les lymphatiques des reins deve-
nus variqueux. Si cette vue ingénieuse se confirmait, nous
n'aurions plus souci de rechercher ailleurs les liens qui
unissent l'hématurie endémique au groupe morbide que
nous étudions.

Nous rappellerons incidemment que des observations
faites en Egypte par Bilharz et Griésinger, au Cap par
John Harley, au Brésil par Vucherer, tendraient à rapporter la cause occasionnelle de l'hématurie endémique à
des helminthes de la classe des strongles, au *distomum he-
matobium*. Il est difficile d'admettre que ce nématoide soit
la véritable cause de cette affection, lorsqu'on la voit disparaître aussitôt que le malade est soustrait aux influences climatériques, soit par le simple séjour sur les hauts
plateaux de l'île de la Réunion, soit par l'émigration en
Europe, pour reparaître dès son retour au milieu des conditions où la chylurie s'est montrée. Il y a là autre chose qu'un pur événement parasitaire : on n'y peut mécon-

(1) *Bertrage zur Physiol.*, 1856.

(2) *Gazette méd. de Paris*, 1857, p. 647.

naître un phénomène constitutionnel profond, qui s'accommode mieux d'une étiologie climatérique, mettant en jeu la nutrition elle-même, par des actions originelles chez le créole, ou par des transformations organiques longuement préparées chez l'étranger.

En tout cas, nous ferons remarquer que le chyle, dont les principes ne peuvent être méconnus dans ces urines, et que la lymphe ont une quasi-identité de composition et qu'ils circulent l'un et l'autre dans le même ordre de vaisseaux. A ces divers titres, on acceptera que, sans grand effort d'interprétation pathogénique, nous rattachions l'hématurie chyleuse et les lymphangites des pays chauds à une étiologie commune.

Dans cette étiologie, nous faisons intervenir comme élément supérieur l'activité fonctionnelle du système lymphatique. Elle nous semble découler des considérations que nous avons présentées : elle n'est pas en opposition avec les constatations de la physiologie pathologique. Car on ne peut nier que l'excès d'action d'un organe ou d'un système ne les prédispose à des désordres variés. Sans sortir du cercle de la pratique coloniale, n'en trouve-t-on pas une preuve dans ceux de l'appareil hépatique ? La suractivité du foie dans les pays chauds n'y règle-t-elle pas l'énergie morbide de cet organe ?

La même loi s'applique aux aptitudes pathologiques du système lymphatique dans ces régions. Ces aptitudes s'y révèlent dans des circonstances telles qu'on peut s'autoriser de cette loi pour expliquer les manifestations morbides dont ce système est le siége. Car elles ne se mon-

trent que lorsque sa prédominance s'est établie et même
accrue par une longue série d'actions continues. Vainement on les rechercherait chez l'Européen avant 4 à 5
ans de séjour dans les pays chauds. La période de 2 années que Rochoux (1), Sigaud (2) et Périer (3) ont accordée à la durée de l'acclimatement est une limite insuffisante pour en favoriser le développement. Elle peut per-
mettre à l'hématose de se mettre au ton du climat nouveau ; mais elle doit encore se poursuivre assez pour que
l'activité consécutive du système lymphatique parvienne
à produire les formes endémiques particulières à l'indigène. Chez celui-ci, au contraire, l'empire de cette cause générale n'a nul besoin de préparation. L'hérédité fixe chez
lui, d'une empreinte originelle, la diathère lymphatique,
qui n'attend plus pour révéler ses tendances que l'appoint des causes occasionnelles ou secondaires.

Causes occasionnelles

1° Causes physiologiques. — La plus importante de ces
causes relève du mode même de progression de la lymphe
dans ses vaisseaux. Ce n'est point, on le sait, comme pour
le système sanguin, en vertu d'une impulsion donnée que
la lymphe circule. La force qui la met en mouvement est

(1) *Dict. de médecine* en 30 vol., art. Acclimatement, t. 1, p. 515.

(2) Sigaud, loc. cit., p. 98.

(3) Périer, *De l'acclim. en Algérie,* in Annales d'hyg. et de méd. lé-
gale, t. 33, 1845.

précisément celle qui la fait pénétrer dans ses canaux. Cette force, aidée de la contractilité des vaisseaux, tend à pousser chacune des molécules de liquide des radicules vers les troncs et ne reçoit guère, comme appui extrinsèque, que la pression du sang artériel au niveau des capillaires. C'est celle qu'on a appelée *vis à tergo*, et qu'on peut définir l'application incessante des mêmes forces aux origines du système (Labéda).

Ce mode de circulation cesse de favoriser la marche de la lymphe, lorsque des causes accessoires viennent à en retarder le cours. La pesanteur est de ce nombre; et on comprend que l'effort dont est capable la force organique des vaisseaux peut, dans certaines circonstances, être impuissant à lutter contre celui que la pesanteur lui oppose. Malgré les valvules dont les lymphatiques sont pourvus et qui, par leur redressement, empêchent le retour rétrograde du liquide, le conflit entre ces deux forces ne se maintient plus alors en un juste équilibre, et le triomphe de la seconde doit fatalement amener la stase de la lymphe dans ses canaux. L'état de dilatation permanente que la chaleur impose dans les pays tropicaux à tous les tissus de l'organisme ne reste d'ailleurs pas étranger à cette éventualité, en diminuant la tonicité des parois vasculaires.

L'interposition des ganglions lymphatiques est aussi une cause d'entrave au cours de la lymphe. Sans doute l'arrêt qu'elle y éprouve est naturel, puisqu'il facilite l'élaboration spéciale et encore mal déterminée que les glandes font subir à ce liquide. Mais il peut devenir, comme la pesanteur, l'origine de quelques-unes des maladies endémiques du système lymphatique.

Comme justification de ces conséquences, nous verrons les lymphangites des pays chauds siéger de préférence aux membres inférieurs et au scrotum, où la circulation lymphatique est, par cette double cause, plus ralentie que partout ailleurs. Nous y trouverons une explication satisfaisante du siége des ectasies lymphatiques au pli de l'aine. Nous verrons enfin celles des affections de ce système qui sont indubitablement dues à l'engorgement de ses vaisseaux apparaître en des moments où, par l'afflux plus considérable du liquide, il est permis de penser que la lutte de la circulation lymphatique contre les lois de la pesanteur et contre les obstacles ganglionnaires devient impuissante à en écouler le trop plein.

2° CAUSES MÉTÉOROLOGIQUES. — C'est à ce titre que les influences saisonnières prennent pied dans notre étiologie et qu'il faut en faire état.

On n'observe à la rigueur, à l'île de la Réunion et dans la plupart des pays intertropicaux, que deux saisons : l'été avec ses chaleurs et ses pluies diluviennes, et l'hiver avec sa sécheresse et son froid relativement sensible pour des constitutions créoles. Elles se succèdent l'une à l'autre avec brusquerie, pour ainsi dire sans périodes intermédiaires qui en préparent les retours successifs. Durant l'été, les fonctions de la peau acquièrent leur plus grande intensité ; la chaleur qui lui est propre détermine une remarquable excitation périphérique ; il s'y produit un afflux plus considérable de liquides, une activité plus vive dans les phénomènes d'exhalation. Pendant l'hiver, au contraire, à cette action expansive succède une concen-

tration subite vers les organes intérieurs, provoquée par
des conditions météorologiques opposées. A ce moment la peau se crispe et se resserre après avoir été le siége d'une vive détente par les sueurs. Il est facile dans ces
conditions de concevoir que les liquides épanchés, subitement entravés dans le mouvement excentrique qui leur a
été imprimé, refluent vers les voies absorbantes. Les veines
jouent un rôle important dans cet acte biologique ; mais
celui qu'exercent les lymphatiques n'est pas moins accen-
tué. La force organique de ces derniers ne suffit plus à satisfaire à la poussée inopinée de liquides sollicités à suivre
leurs canaux. Les radicules lymphatiques, les troncs vecteurs eux-mêmes s'engorgent. La pesanteur, les obstacles
ganglionnaires ajoutent leurs entraves à cet embarras de
la circulation. « Les vaisseaux peuvent alors s'enflam-
« mer, à cause de la distension que les fluides, dont le
« mouvement est ainsi dérangé, leur font éprouver. »
(Velpeau) (1).

Une preuve qui milite en faveur de cette étiologie, c'est
que les lymphangites réticulaire et tronculaire des pays
chauds sont plus communément observées au début de l'hiver tropical. Lorsque le passage de l'hivernage à cette saison est plus brusque que d'ordinaire, elles se présentent
parfois si nombreuses qu'on les dirait épidémiques. Kœmpfer (2), dans ses vues étiologiques sur l'éléphantiasis des

(1) *Dict. encyclop. des sciences méd.*, Ire série, t. 5, p. 72.

(2) *Amenitates exoticœ*, 1712.

Arabes, avait déjà noté cette influence des deux températures se succédant l'une à l'autre. Nous croyons être plus dans le vrai en précisant leur succession dans l'ordre que nous indiquons et en rapportant les conséquences qui en découlent à des phénomènes métastatiques se déroulant vers les voies absorbantes. Nous ferons encore remarquer que la lymphangite endémique se montre quelquefois, mais avec beaucoup moins de constance, pendant la courte période transitoire qui précède les chaleurs de l'hivernage.

Cependant les auteurs qui ont écrit sur l'éléphantiasis des Arabes s'accordent à faire de l'hivernage même l'époque préférée des accès inflammatoires qui préparent cette dégénérescence de la peau. Nous ne le nions pas absolument: nous l'avons même constaté dans une remarquable observation (1); mais cette apparente contradiction ne porte aucune atteinte aux considérations que nous présentons ici. Car, en y regardant de près, on reconnaîtrait que la lymphangite endémique, dont ces accès inflammatoires ne sont que des échos, éclate le plus souvent dans cette saison à la suite de répercussions sudorales provoquées par des variations de température ou par d'imprudentes pratiques d'ablutions d'eau froide sur les parties prédisposées à cette phlegmasie et encore imprégnées de sueur. En ces événements, la cause la plus active de la maladie n'en réside pas moins dans un dérangement accidentel de la circulation lymphatique.

(1) Mazaé Azéma, *Gaz. méd. de Paris*, loc. cit.

A le bien prendre d'ailleurs, le mécanisme de sa production ne se conçoit que par l'un des trois modes que Velpeau assigne à l'angioleucite : soit par continuité de tissu des vaisseaux traversant des organes enflammés et participant à cette inflammation ; soit par absorption de matières irritantes ; soit par obstruction des lymphatiques. Dans notre endémie, nous ne trouvons pas motif à invoquer l'une des deux premières causes : la dernière seule nous semble y prendre une part directe. C'est par son intervention qu'on peut ainsi expliquer l'apparition pendant l'hivernage des formes inflammatoires de la lymphangite. Les refroidissements fréquents en cette saison par les écarts diurnes de la température, les suppressions instantanées de transpiration en sont les agents les plus ordinaires.

En tout cas, si on examinait attentivement les caractères généraux et propres de l'hivernage dans les pays intertropicaux, on verrait que l'association des divers éléments de sa météorologie, dans leurs plus hautes expressions, en forme le fonds nécessaire. C'est par leur mutuel concours qu'il inflige aux forces organiques les dépressions sans cesse renaissantes qui président si directement aux modifications que nous avons signalées au commencement de ce chapitre. Car à peine reposé par le court répit que lui apporte la saison contraire, l'organisme subit à nouveau le retour des conditions thermo-hygrométriques précédentes, et la constante répétition des mêmes effets au sein des mêmes appareils décide et y fixe le déplacement fonctionnel que nous avons noté. L'influence étiologique de l'hivernage ressortit donc aux causes générales. Vouloir isoler l'un de ses éléments météorologiques pour

lui faire ensuite jouer le rôle de cause occasionnelle nous
paraît une entreprise difficile à justifier.

3° CAUSES TELLURIQUES. — C'est pourtant ce qu'on a
fait à l'égard de l'humidité, et on est allé jusqu'à faire in·
tervenir cet agent dans ses rapports avec la constitution
géologique du sol pour prêter à la lymphangite endémique une origine palustre et en disposer comme de l'une
des formes multiples de l'intoxication paludéenne. C'est
là une erreur, que nous croyons devoir relever, tant au
point de vue étiologique que sous le rapport clinique.

Au regard de l'éléphantiasis des Arabes, on voit déjà
cette opinion exprimée par Gaetani et par Purner (1),
mais aussitôt critiquée par Chervin (2). Clot-Bey ne pa-
raissait pas éloigné de l'accepter, en attribuant aux éma-
nations paludéennes une sorte d'action reflexe des fièvres
intermittentes sur l'éléphantiasis (3). Elle a été depuis
reprise par Dalton et par Waring, et énergiquement soutenue par Lallement (4). Nous n'y pouvons souscrire.

Quant aux formes spontanées de la lymphangite endémique que nous avons surtout en vue, elles n'ont pas été
plus à l'abri de cette regrettable méprise. Les médecins

(1) *Gaz. méd. de Paris*, 1855.

(2) Rapport de CHERVIN, *in Archives de l'Acad. de méd.*, 1855.

(3) Rapport de LARREY dans les *Mémoires de la Société de chirurgie*, t.
4, p. 571.

(4) *Nouveau Dict. de méd. et de chirurg. prat.*, t. 12, p. 563.

du Brésil, où notre endémie s'observe, lui assignent une origine identique à celle des fièvres palustres. Elle est, pour eux, le masque d'une des manifestations de l'impaludation et se range dans le groupe des expressions paludéennes auxquelles on a donné le nom de fièvres larvées (1). De cette vue doctrinale ils font découler l'étiologie et règlent la thérapeutique de ces affections.

Nous n'y pouvons souscrire davantage.

Pour justifier notre sentiment à cet égard, nous ne ferons pas d'incursion dans le domaine de la géographie médicale, qui pourrait montrer des localités remarquables par leur sécheresse, où le paludisme n'a que peu de prise et qui se distinguent cependant par la fréquence de la lymphangite endémique, et d'autres à constitution éminemment palustre où elle sévit à peine. Nous resterons sur le terrain de nos propres observations.

De tout temps, la Réunion passait à juste titre pour une île exempte de fièvres paludéennes. Elle devait cette immunité à son origine ignée, à l'élévation de ses côtes ne permettant pas l'irruption de la mer sur ses bords, à son sol formé de débris de roches volcaniques recouverts d'une couche plus ou moins épaisse d'humus, à la hauteur de ses montagnes et à leur inclinaison vers le rivage. Sa constitution géologique réalisait merveilleusement les conditions que Dutroulau consacre avec raison aux îles tropicales salubres. Aucun foyer de miasmes paludéens n'y avait révélé son existence, et l'attention médicale n'a-

____

(1) BOUREL-RONCIÈRE, loc. cit., p. 556.

vait pas été éveillée par l'observation de fièvres intermittentes, contractées dans son sein. Les formes variées de la lymphangite endémique y étaient au contraire
excessivement communes.

En 1868, il est vrai, des causes, que nous n'avons pas
à rechercher ici, y ont fait naître le groupe des pyré-
xies paludéennes intertropicales. Surpris par cet événement inoui dans la pathologie locale, on s'est ingénié à
prouver que le paludisme n'y était point une nouveauté,
même au siècle dernier, qu'il avait dû s'élaborer petit à
petit pour arriver, sous l'influence de causes favorables,
aux explosions endémo-épidémiques qui se signalèrent à
partir de 1868 (1). Nous avons vainement cherché dans
notre pratique personnelle, remontant déjà à plus de 25
ans, dans la tradition fidèlement conservée de nos devan-
ciers, des traces de cette ancienneté de la fièvre paludéenne à la Réunion. Nous avons soigneusement compulsé le
dossier d'une enquête faite en 1870 par une Commission
chargée de rechercher les origines et la nature de la fièvre qui commençait à se généraliser. Au questionnaire
que nous avions rédigé au nom de la Commission, il nous
fut unanimement répondu sur ce point qu'avant 1868 les
fièvres intermittentes n'avaient été rencontrées dans aucun des quartiers de l'île. A Saint-Paul seulement, elles
s'étaient parfois montrées sur les bords d'un étang va-
seux, dans une sphère d'activité fort restreinte et sous
les formes les plus adoucies. Les statistiques médicales des

(1) Leroy de Méricourt et A. Layet, *Dict. encycl. des Sciences méd.*,
3ᵉ série, t. 4, p. 298.

hôpitaux, en les relatant avant 1868 sur leurs états de situation, ne manquaient pas d'en mentionner la provenance étrangère. L'île de la Réunion n'était certes pas un foyer de germes paludéens. Les lymphangites devaient donc rester à l'abri de leur action.

En admettant même qu'ils y eussent été latents, il resterait à expliquer comment, pendant cette période de silence prolongé, ils auraient influencé la genèse des endémies lymphatiques, alors qu'ils étaient impuissants à provoquer celles qui leur sont accoutumées.

Depuis l'explosion des influences nouvelles qui ont si profondément changé la constitution médicale du pays, le développement des lymphangites ne paraît pas avoir été sensiblement modifié. Elles apparaissent aujourd'hui comme autrefois, sans être manifestement touchées par la présence de nos hôtes inattendus, si ce n'est dans les étroites limites de retentissements sympathiques que nous indiquerons plus loin ; les unes d'une fréquence plus accrue depuis quelques années, ou plutôt mieux reconnues et plus sainement appréciées ; les autres poursuivant comme jadis leurs poussées inflammatoires jusqu'aux solutions éléphantiasiques. Tout ce qu'il serait plausible d'admettre dans le premier cas, c'est qu'en s'ajoutant aux causes qui, dans les pays chauds, règlent les conditions hématologiques que nous avons rappelées, l'élément paludéen ne fait qu'en exagérer l'expression et prêter un nouvel appui à la prédominance des fonctions lymphatiques.

On peut étendre ces remarques à une île voisine, soumise à la même fortune pathologique, à l'île Maurice. Les développements historiques que nous lui avons consacrés ont permis d'y constater l'endémicité des lymphangites. Elle a même été le théâtre de la plus intéressante observation d'ectasie des réseaux avec lymphorrhagie que les annales de la science aient consignée (1). Et cependant les fièvres à quinquina étaient à peu près inconnues à l'île Maurice. Comme à la Réunion, elles n'y ont fait explosion qu'en 1865. N'est-on pas dès lors en droit d'affirmer que, dans ces deux îles, la cause qui engendrait et qui provoque encore les endémies lymphatiques n'a aucune afférence avec celle qui dicte le génie paludéen ?

Une circonstance enfin qui implique une différence d'origine entre les deux endémies est relative à l'influence de la résidence sur l'apparition de leurs premières manifestations. Cette différence échappe chez l'indigène exposé à la simultanéité de leurs atteintes ; mais, chez l'étranger, elle se montre sous un jour qui en éclaire parfaitement l'étiologie. Peu de temps après son arrivée dans un pays à malaria, l'étranger peut en subir les effets. On cite même des cas où l'intoxication miasmatique a été assez rapide pour déterminer la fièvre après quelques heures d'imprégnation. Ces faits exceptionnels, il faut le reconnaître, n'en donnent pas la mesure exacte. Néanmoins, la période de latence dans l'impaludation, difficile à préciser suivant Dutroulau, fixée par Léon Colin (1) à 2 ans pour le climat de Rome, ne supporte pas, dans les

(1) Camille Desjardins, loc. cit.

(1) Colin, *Traité des fièvres intermittentes*, 1870, p. 120.

pays chauds, de longues incubations. Il est fréquent d'y voir les nouveaux venus payer tribut à la fièvre dans un laps de temps assez rapproché de leur arrivée.

La période préparatoire de la lymphangite endémique est tout autre. Les invasions prématurées ne se rencontrent jamais. Il faut, pour que ses manifestations soient possibles, un séjour prolongé dans la zone où elle sévit. Ce n'est qu'après une résidence de 4 à 5 ans, même d'une plus longue durée, qu'on peut, chez l'étranger, observer quelques-unes de ses formes. Cette différence capitale dans la période de latence ne laisse-t-elle pas pressentir une différence non moins importante dans la cause génératrice de chacune des endémies ? A l'une il convient donc de maintenir comme point de départ une intoxication dont le sol est la source ; à l'autre une origine exclusivement climatérique, dans laquelle les éléments combinés de la météorologie jouent le principal rôle. Il n'est pas possible dès lors de les confondre dans un berceau commun.

4° CAUSES SOMATIQUES. — **A**. *AGES*. — Les âges tiennent une place marquée dans l'étiologie de la lymphangite endémique. Ils tracent des limites à son développement ; ils règlent, par leur division naturelle, la fréquence de quelques-unes de ses formes. Leur influence ne saurait être mise en doute.

D'une manière générale, on peut dire que la première enfance n'y est pas accessible. A cet âge, les fonctions organiques jouissent, on le sait, d'une exubérante activité : aucun ne devrait donc être plus disposé à subir les écarts

du tempérament lymphatique auquel il est sujet et à en
déceler les conséquences. Il est cependant digne de remarque que cet âge ne se prête pas aux manifestations morbides qui se rattachent au groupe que nous étudions. Les
lymphangites sont très-rares ; les ectasies vasculaires ou
ganglionnaires sont inobservées. L'érysipèle seul se montre parfois, mais presque toujours l'érysipèle de cause externe.

C'est vers le centre abdominal où les actes nutritifs ap-
pellent si impérieusement à cet âge le consensus des forces
biologiques que le système lymphatique exprime ses souffrances, en dirigeant vers les ganglions mésentériques l'action des causes pathogéniques. On en a sans aucun doute
exagéré la fréquence, et Guérard est allé au-delà du vrai,
en écrivant que le carreau ne fait pas de moindres ravages
que la phthysie parmi les enfants des pays chauds, « qu'à Bour-
« bon, à l'île de France, on ne peut les arracher à la mort
« qui les attend qu'en les éloignant du pays dès leur nais-
« sance (1). » Des opinions extra-scientifiques ont même
accrédité le préjugé que cet état y constituait une entité
morbide héréditaire , sous le nom de *Tambave*, confondant
sous cette appellation empruntée à la langue malgache plusieurs maladies, dont la caractéristique est le marasme ou
la cachexie , tels que l'entéro-colite chronique, la diarrhée
rebelle succédant à des ulcérations intestinales ou à une
alimentation vicieuse, le carreau, voire même la syphilis
neo-natorum.

<hr>

(1) *Dict. de médecine*, en 30 volumes, t. 8, p. 157.

Sans verser en de tels excès, sans accepter les grossières
méprises de l'empirisme colonial, il faut reconnaître cependant que c'est vers l'hypertrophie ganglionnaire du
mésentère que tendent, dans la première enfance, les troubles du système lymphatique. Toutefois ces adénopathies
sont moins souvent qu'on ne le pense la conséquence de la
scrofulose ou de la tuberculose. Elles se développent plutôt
sous l'influence de causes irritatives variées, émancés du
tube digestif, dont l'inflammation chez l'enfant est si commune dans les pays chauds et passe si facilement à l'état
chronique.

C'est d'ailleurs un fait digne d'attention que la rareté
constante de la scrofule dans ces régions. Il est curieux de
voir des natures où prédomine si bien le lymphatisme, appelées plus tard à révéler les singulières aberrations du
type physiologique, demeurer indemnes des manifestations
strumeuses auxquelles cet état semblerait les inviter.
Quoi qu'il en soit la scrofule est à peu près inconnue aux
créoles, et, si l'on en rencontre quelques traces à l'île de
la Réunion, c'est sur des individus qui y ont émigré, surtout sur ceux de la race Hindoue. Levacher (1), Rufz de
Lavison (2) et O. Saint-Vel (3) ont constaté la même rareté aux Antilles.

(1) LEVACHER, *Guide médical des Antilles*, 1840, p. 53.

(2) RUFZ DE LAVISON, *Chronol. des mal. de la ville de Saint-Pierre Mar-
tinique*, Paris, 1869.

(3) SAINT-VEL, *Traité des mal. des rég. intertropicales*, Paris, 1868,
p. 22.

La seconde enfance ouvre au contraire la porte aux
maladies endémiques du système lymphatique ; l'adolescence les accueille avec faveur et en accapare même quelques formes à son profit ; l'âge adulte les conserve ; la
vieillesse les exclut ou n'en garde que les dégénérescences
consécutives. Il est à noter, en effet, que l'anémie ne
commence à se manifester chez le créole qu'au seuil de la
seconde enfance. Jusque-là, il semble protégé, au regard
des agents extérieurs, par le bénéfice de ses immunités
originelles. Il puise même dans les chaudes influences d'un
climat facile l'épanouissement assuré des fonctions de la
vie. Nulle entrave à sa liberté, nulle contrainte imposée
par les exigences hygiéniques. Il grandit et prospère au
milieu des conditions les plus propices. Mais vers 7 à 8
ans, une croissance hâtive l'étiole bientôt et la persistan-
ce des actions débilitantes du climat le prédispose à l'a-
némie. C'est alors qu'elle s'accuse sous ses traits les plus
significatifs et que le système lymphatique prend chez
quelques-uns d'entre eux un empire qui préparera l'éclat
prochain des endémies auxquelles ils peuvent être soumis. Il est facile d'assister à ces transformations constitutionnelles et de voir dans l'apparition d'adénites idiopa-
thiques du pli de l'aine et du cou, vulgairement désignées
sous le nom de *glandes de croissance*, les premiers retentissements de l'activité lymphatique en éveil. Peu
après, se déclarent la lymphangite réticulaire et les
différentes variétés de l'angioleucite endémique. Plus
durables que les autres formes, elles continuent à
se montrer pendant l'adolescence et pendant la virilité.
Mais à l'adolescence sont réservées les ectasies vasculai-

res et les dilatations variqueuses des ganglions inguinaux. Enfin les érysipèles atoniques et les intumescences qui leur survivent sont l'apanage de la dernière période de la vie.

Nous aurons d'ailleurs , en traitant de l'étiologie particulière de ces diverses endémies, à revenir sur l'influence que l'âge exerce sur chacune d'elles.

B. *Sexes.* — Nous y renvoyons aussi l'examen des prédispositions auxquelles les sexes sont relativement sujets ; car ils se prêtent peu à des considérations d'étiologie générale. Établir dès ici que la fréquence des angioleucites suivant les sexes dépend de leur siége ; que celle de la lymphangite réticulaire aigüe est à peu près égale dans l'un et l'autre et la forme atonique plus commune chez la femme ; que les tumeurs érectiles lymphatiques et leurs funestes inflammations sont plus souvent observées chez l'homme, serait anticiper sur l'étiologie de chacune de ces variétés. Une statistique, basée sur leur ensemble et destinée à fixer la part qu'y prend chaque sexe, ne pourrait avoir la rigueur désirable. Les éléments si dissemblables qui y entreraient s'opposeraient à des déductions d'une parfaite exactitude. Néanmoins, on peut avancer, d'une manière générale, que les femmes sont plus sujettes que les hommes à la lymphangite endémique. L'appoint que leur apporte la lymphangite réticulaire, surtout sa forme atonique, leur assure dans cet ensemble une part certainement prépondérante.

C. *Tempéraments.* — On peut inférer des détails dans lesquels nous sommes entré que deux appareils principaux influencent dans les pays chauds la plupart des cons-

titutions individuelles ; l'appareil hépatique et le système lymphatique. Leurs prédominances d'action ont à leur
tour pour origine une hématose incomplète et languissante, et pour résultat : d'une part, l'élimination des matériaux carbonés, qui n'ont pas été consumés dans le sang ;
de l'autre, l'absorption des élaborations blanches dont les
tissus de l'économie sont pénétrés. Les tempéraments qui
en découlent sont le plus généralement rencontrés : le
tempérament bilieux, le tempérament lymphatique, et
leur fréquente association dans le tempérament bilioso-
lymphatique. Le premier importe peu au but de nos recherches ; le second seul mérite de nous arrêter.

Au risque de nous heurter aux objections faites à la
doctrine des tempéraments, nous acceptons sans réserve
cette conception traditionnelle ; et quoiqu'on en ait dit, la
distinction qu'on a établie entre leurs divers types n'en
conserve pas moins un grand fonds de vérité. Celui que
nous envisageons ici, le tempérament lymphatique, présente comme les autres des signes propres et un extérieur
marqué.

Dans les pays chauds, sa physionomie est différente de
celle que les hygiénistes lui assignent ailleurs. Il ne faut
par songer à retrouver chez ceux qui en offrent les attributs, ces cheveux roux ou blonds, cette peau fine et
blanche, ces chairs molles et atones, cette épaisseur si-
gnificative du nez, des lèvres et des oreilles, ces dents ci-
selées, cette paresse dans les sensations et dans les émo-
tions qui en forment le tableau classique, et dont les traits
forcés touchent aussitôt à la scrofule et au rachitisme.

En s'harmonisant avec le milieu équatorial et avec son éblouissante lumière, le tempérament lymphatique se dépouille de ces allures strumeuses et uniformise ses apparences avec celles de l'anémie, son auteur. Cette peau décolorée, cette pâleur mâte, cette expression de calme et de froideur alternant avec les saccades de l'éréthisme nerveux, cette lenteur dans les mouvements et cette atonie générale des organes qu'on rencontre chez beaucoup de créoles, peuvent être aussi bien rapportées à l'anémie qui les distingue qu'au tempérament lymphatique dont ils sont doués. En dehors de ce masque commun, on ne peut guère appliquer à ce dernier comme cachet particulier qu'un état de dilatation anormale des vaisseaux lymphatiques, d'hyperplasie fréquente des glandes, et la facile disposition des uns et des autres à être envahis par des inflammations répétées. C'est sous cet aspect qu'il convient de le rechercher, avec ce mélange de traits empruntés à l'anémie et d'exagération anatomique dans les portions tangibles du système lymphatique.

Ainsi fixé, ce tempérament n'a qu'un pas à faire pour arriver aux endémies lymphatiques. Les relations étiologiques qui l'y rattachent s'expliquent de reste. Aussi les observe-t-on le plus souvent chez ceux qui offrent les caractères de ce tempérament spécial. Chez l'indigène rien de moins difficile à justifier. Ce tempérament lui est naturel par suite de dispositions originelles dont la transmission est l'œuvre des générations successives : les lymphangites lui sont familières. Chez l'étranger, il s'acquiert à la longue, comme l'admettait Cabanis, par la double influence du climat et du régime, qui finissent par modifier les habitudes antérieures des organes (1). C'est parmi ceux qui ont le mieux accepté ces lentes transformations qu'on remarque quelques-unes des formes de la lymphangite. Il ne faut pas penser cependant qu'ils soient les seuls à jouir du fâcheux privilége d'en être atteints. Elles se retrouvent aussi sur des individus à tempérament différent, mais la proportion en est beaucoup moindre.

D. *Hérédité*. — L'influence de l'hérédité s'unit à celle des tempéraments pour prêter au développement des endémies lymphatiques un concours mystérieux, mais certain. Les causes climatériques, nous l'avons vu, créent les prédispositions; l'hérédité les fixe dans quelques groupes. C'est peut-être risquer une banalité étiologique que de l'invoquer; mais une longue pratique nous a si souvent permis de le constater, que nous n'hésitons pas à comprendre cette cause parmi celles qu'on peut attribuer à la lymphangite endémique.

Une observation attentive montre, en effet, des familles créoles dont elle est l'apanage héréditaire. On la voit sur les auteurs, soit dans ses expressions aiguës ou chroniques, soit dans ses conséquences éléphantiasiques ; on apprend que les ascendants en étaient atteints, et on la retrouve sur les descendants. Certaines variétés, surtout les formes atoniques, se prêtent mieux que toute autre à cette transmission : nous aurons occasion de les indiquer ailleurs. A côté de ces familles, il en est d'autres qui,

____

(1) Rapports du physique et du moral de l'homme. Mémoire XII.

soumises comme celles-ci aux mêmes influences climatériques, n'en offrent pourtant pas d'exemple, sur quelque
génération qu'on en poursuive la recherche. L'hérédité est
assurément un des facteurs de ces nuances importantes.

Quant à la part relative des sexes dans cette transmission, elle nous a paru pencher du côté de la mère. Mais
nous n'avons pas de données suffisantes pour en préciser
le degré de prépondérance. Quoi qu'il en soit, lorsqu'il
nous a été possible d'en faire la remarque, nous avons
en même temps reconnu qu'elle ne s'étendait pas nécessai-
rement sur tous les enfants de la même souche. Les lois de
l'hérédité morbide sont sujettes à ces variations : elles n'y
échappent pas dans nos endémies lymphatiques.

E. *RACES.* — L'étiologie ethnique de la lymphangite des
pays chauds ne permet de constater qu'une immunité : elle
est en faveur de la race éthiopienne. Les Cafres Mozambi-
ques dénotent de faibles aptitudes à en subir les atteintes.
Rarement les angioleucites spontanées les atteignent ; plus
rarement les tumeurs lymphatiques s'observent sur eux.
Cette immunité ne se révèle pas seulement sur ces Afri-
cains lorsqu'ils sont introduits à la Réunion. Ils la conservent même après une longue résidence dans la Colonie. On
la retrouve encore dans leur descendance, lorsqu'elle a
été pure de tout mélange. Mais elle disparaît dans les produits de leurs croisements avec les autres races. On dirait
que, dans le plan général de leur accommodation à des climats brûlants, les deux systèmes circulatoires ont été disposés de façon à maintenir entre eux une égale pondéra-

tion et à ne pas favoriser la prédominance de l'un sur l'autre.

A cette exception près, la lymphangite se montre dans toutes les races et dans leurs dérivés. Elle se distingue toutefois par des préférences dignes d'être signalées. Le créole blanc, d'origine exclusivement européenne, présente un degré de réceptivité plus marqué que les autres indigènes. Nous en exceptons cependant les créoles des hauts plateaux et des îlettes intérieures de la Réunion, descendants sans mélange des premiers colons européens, que le séjour sur des altitudes de 800 à 900 mètres soumet à un climat différent du milieu tropical et peu propice dès lors aux endémies lymphatiques. Après le créole blanc, et presque au même rang, les préférences sont acquises aux métis créoles, issus du mélange du blanc et du noir, soit que leurs dérivés successifs aient continué à contracter des alliances avec la race blanche, soit qu'après un premier mélange ils se soient unis entre eux pour former la caste des noirs créoles. Puis après, se placent les Indiens et leurs descendants nés dans la Colonie; et enfin au bas de l'échelle d'aptitude, le Malgache pur de mélange. A part l'Indien, de souche indo-européenne, il semblerait qu'il suffise aux races noires, équilibrées en vue des climats torrides, de recevoir une fraction de sang européen pour être accessibles aux tendances endémiques du système lymphatique.

Ce n'est point à dire que l'Européen, en émigrant vers la zone torride, porte en lui d'inévitables dispositions à subir ces tendances. Nous avons au contraire suffisamment

établi qu'il y reste longtemps à l'abri des troubles lymphatiques et qu'il lui faut la longue influence des milieux
climatologiques pour y être exposé.

Mais il découle de l'observation que les transformations
que provoque cette influence sont plus propres chez lui
que chez tous autres à diriger l'hérédité vers la voie des
endémies lymphatiques. En tout cas, ce qui n'est pas con-
testable, c'est qu'elles sont plus fréquentes chez les créoles
de souche européenne et de races mélangées que chez les
aborigènes des pays tropicaux.

CONCLUSIONS

En résumé, il existe dans les pays chauds un groupe
d'affections endémiques, dont le système lymphatique est
le siége.

Les causes prédisposantes générales de ces affections
résident dans l'influence du climat tropical, qui tend à
appauvrir le sang et à imprimer au système lymphatique
une notable activité. Cette activité, transportée hors de sa
sphère physiologique, développe ce groupe morbide,
dont les lymphangites réticulaire et tronculaire sont les
formes les plus ordinaires. Les influences hygiéniques qui
contribuent à produire l'anémie concourent au même but.

Les causes occasionnelles sont dues le plus souvent à
l'engorgement des vaisseaux, provoqué par la lutte de la
circulation lymphatique contre les lois de la pesanteur et
contre les obstacles ganglionnaires et favorisé par les
agents météorologiques.

Les âges, les sexes, un tempérament lymphatique spécial, l'hérédité et les races ont chacun une part déterminée dans leur développement et dans leur fréquence.

Ces prolégomènes posés, nous présentons, dans la seconde partie de ce travail et en autant de chapitres distincts, l'histoire nosographique de chacune des affections
qui forment le groupe des endémies lymphatiques intertropicales.

Typ. de Gabriel et Gaston Lahuppe, rue du Conseil
Saint-Denis (Réunion),

DEUXIÈME PARTIE

NOSOGRAPHIE

—

CHAPITRE Ier

Des Tumeurs lymphatiques

Noli me tangere.

SYNONYMIE. — Tumeur érectile lymphatique. — Adénolymphocèle (TH. ANGER). — Lymphangiéctasie ganglionnaire (VERNEUIL). — Lymphangiôme ganglionnaire (WIRCHOW). — Lymphadénectasie (GEORGJEVIC).— Lymphanévrisme (BUSCH). — Maladie des glandes (Dénomination vulgaire à l'île de la Réunion).

Nous adoptons et nous emploierons l'expression de *Tumeur lymphatique*, comme plus euphonique et moins sujette à controverses.

ARTICLE Ier

Etiologie

Nous avons fait connaître les causes générales qui règlent dans les pays chauds les aptitudes pathologiques du

système lymphatique. Les formes caractérisées par un
élément inflammatoire y trouvent une explication satisfaisante ; mais celles dont les origines en sont privées réclament un complément étiologique. Les varices lymphatiques et, parmi elles, les ectasies glandulaires sont de ce
nombre.

Pour expliquer leur genèse, nous ne suivrons pas l'é-
cole allemande dans ses théories cellulo-plasmatiques et
granulo-rétractiles. Ces théories, oiseuses pour la pratique, seraient en tout cas mieux placées à l'article consa-
cré à l'anatomie pathologique des tumeurs lymphatiques,
parce qu'elles ne semblent applicables qu'aux phénomènes
interstitiels consécutifs que l'histologie révèle dans la
constitution des ganglions dilatés et dans leur métamorphose caverneuse. Des causes antérieures et primitives les
dominent ; et ce sont elles qu'il importe de rechercher ici.

Si, de l'observation des faits, on remonte à celles qui
peuvent être assignées au développement des dilatations
intra-glandulaires de l'aine, on se sent entraîné à leur ap-
proprier le concours étiologique généralement admis pour
les varices veineuses. Comme à celles-ci, nous leur recon-
naîtrons donc des causes physiques, physiologiques et
anatomiques.

A. — Causes physiques. — Les premières se ré-
sument dans l'une de celles que nous avons déjà invo-
quées dans nos considérations générales, dans la pesanteur. En entravant la circulation lymphatique pour les
raisons indiquées ailleurs, l'action de la pesanteur tend à

dilater les vaisseaux par la pression excentrique que les liquides exercent sur leurs parois. La dilatabilité des lymphatiques et l'amoindrissement de leur tonicité dans les pays chauds en favorisent les effets.

Si la présence des valvules en atténue les conséquences par la fréquente interruption des forces expansives , la pesanteur n'en reste pas moins comme motif d'accroissement des dilatations acquises par d'autres causes.

B. — **Causes physiologiques**. — Celles-ci sont surtout tributaires des influences *physiologiques*. On sait que plusieurs auteurs , Béclard et Briquet entre autres , ont assigné à la production des varices veineuses une hyperémie active des veines , dont l'inflammation est la source. Cette étiologie pourrait bien se retrouver dans le début de quelques ectasies lymphatiques; mais elle est moins probable dans celui des tumeurs ganglionnaires ; parce qu'aucun travail phlegmasique ne semble présider à leur formation. Nous accepterions plus volontiers pour ces dernières la théorie étiologique que Bordeu consacrait aux varices veineuses , et nous n'hésiterions pas à fixer leur cause première dans un excès d'action qui , à certains âges et en certaines circonstances , pousse dans les vaisseaux intra-glandulaires une quantité de lymphe plus grande que leur diamètre ne le permet. Cette exagération de circulation, obligeant ces vaissaux à travailler davantage , finit par les hypertrophier et par favoriser leur dilatation.

Les ganglions inguinaux y sont principalement exposés,

à cause de la stase que la lymphe éprouve au milieu de leurs inextricables canaux, et qui sollicite un travail plus actif. Les ganglions superficiels y sont surtout sujets, parce que leur situation anatomique les soustrait aux contractions permanentes des muscles et aux compressions aponévrotiques, qui secondent la circulation dans les ganglions profonds. Aussi voit-on les tumeurs lymphatiques siéger de préférence dans les premiers. Ce n'est point à dire que cet excès d'activité y localise son action. Il la poursuit et la continue dans les vaisseaux profonds et dans ceux qui émergent des glandes inguinales, et jusque dans les groupes lombo-aortiques.

C. — Causes anatomiques. — Les *causes anatomiques* trouvent leur raison dans l'étranglement que subissent les vaisseaux efférents inguinaux, à leur passage à travers le fascia cribiformis, et les troncs sus-aortiques, à leur entrée dans l'orifice aortique du diaphragme.

Cette étiologie semble compromise par les expériences de Th. Anger (1), qui ont eu pour but de montrer qu'un obstacle au cours de la lymphe peut amener une distension momentanée et une dilatation passagère des troncs et des vaisseaux intra-glandulaires; mais que cette obstruction ne suffit pas pour faire naître de véritables tumeurs lymphatiques. Pour le prouver, Th. Anger a lié le canal thoracique sur des chiens et les vaisseaux efférents inguinaux sur d'autres animaux. Dans le premier ordre d'expérien-

(1) Th. Anger, loc. cit., p. 32.

ces , il a obtenu, outre une distension momentanée du canal thoracique , un œdème lymphatique sur toute la lon-
gueur de son trajet ; dans le second , il a vu les troncs efférents apparaître sous forme de petites cordes noueuses ,
moniliformes et opalines , et les glandes devenir turgescentes , spongieuses et doubles de leur volume ordinaire.
Néanmoins , à la chute des ligatures , la circulation lymphatique s'était rétablie par les voies anastomotiques ,
sans laisser d'œdème dans les membres ni d'état variqueux
dans les vaisseaux.

Mais est-il juste de comparer les effets de ces obstruc-
tions complètes, extemporanées et artificielles à ceux que
peuvent et que doivent produire des obstacles physiologiques réitérés , accrus par la pesanteur et luttant contre
l'activité vasculaire? Une interruption brutale de la circulation peut n'avoir pour conséquence qu'une distension
passagère des vaisseaux , mais leur étranglement inces-
sant aux orifices aponévrotiques, supportant l'effort d'une
activité circulatoire accumulée , doit développer un travail qui amoindrit progressivement la tonicité des parois
lymphatiques et qui peut parfaitement présider aux dilatations et aux varicosités dont elles sont le siége. Ce n'est
donc pas dans un obstacle brusque et isolé au cours
de la lymphe, tel que produisent les expériences de
vivisections, qu'il faut chercher une explication à la
production des tumeurs lymphatiques. Il convient d'en
fixer la pathogénie dans le triple concours d'une activité fonctionnelle du système et de la lutte que lui
opposent la pesanteur d'une part, et de l'autre les entraves aponévrotiques. La dilatation concomitante des

vaïsseaux situés au-dessus du fascia cribiformis ne serait pas une objection sérieuse à opposer à cette étiologie. Car nous espérons pouvoir la lever , lorsque nous examinerons le sens dans lequel progressent les ectasies lymphatiques.

Ces causes intrinsèques reposent peut-être sur des vues hypothétiques ; mais parmi celles qu'on peut alléguer, elles ont le mérite de satisfaire l'esprit. Les causes extrinsèques, qu'il nous reste à passer en revue , ont plus de rigueur, parce qu'elles découlent de l'observation même des faits.

D. — Causes climatériques. — Il n'est d'abord pas douteux que le climat tropical ne soit une cause puissante de production des tumeurs lymphatiques. Presque tous les faits consignés dans la science ont eu pour berceau les pays chauds , le Brésil, l'Egypte , l'île Maurice et l'île de la Réunion. On cite bien des cas d'affections de même nature observées en France et en Allemagne. Sans songer à mettre en doute la précision de diagnostics portés par des médecins d'une haute valeur , nous ferons remarquer que ces affections ont toutes des siéges différents de celui des tumeurs lymphatiques intertropicales, dont le lieu d'élection exclusif est aux aines.

Le camionneur , dont Th. Anger a rapporté l'histoire (1) , avait bien des tumeurs symétriques dans le triangle de Scarpa ; mais il en portait de semblables dans le sillon inter-fessier , en allant du scrotum à l'anus et à la région

_____

(1) Th. Anger , loc. cit. , p. 74.

sus-hyodienne. De plus , les tumeurs inguinales dont il
était atteint avaient débuté à 31 ans , âge qui n'est plus
celui où en apparaissent les premiers symptômes dans les
pays chauds. L'observation de Wirchow (1) se rapporte à
un lymphangiôme des ganglions sous-maxillaires, avec ma-
croglossie ; celle de Busch (2) à une affection ganglionnaire du cou ; celle de Lucke (3) à un lymphangiôme des
ganglions axillaires ; celle de Keimer (4) à une tumeur
sus-épitrochléenne.

Ces faits ne sauraient donc porter ombrage à l'endémicité des tumeurs lymphatiques des aines sous le ciel des
tropiques. L'influence climatérique est telle que , même
dans ces régions , les créoles seuls en sont atteints. L'acclimatement de l'Européen qui y émigre ne lui fait pas subir les transformations constitutionnelles utiles , pour
qu'il puisse y être exposé à l'âge où la maladie prend naissance. Le seul exemple qui y fasse exception est offert
par la malade de C. Desjardins. C'était une femme, d'origine européenne , qui , après un séjour de dix ans à l'île
Maurice, y fut atteinte d'ectasie lymphatique , accompa-
gnée de lymphorrhagie volontaire. Mais ce fait n'est que
l'éclatante confirmation de l'influence des pays chauds sur
le développement de cette affection. Pour nous, dans le

(1) Archives , vol. V , p. 50 et 125.

(2) ABHANDL., Petersb. , 1842.

(3) LUCKE , *Handbuch der allgem. undspec. chirurgie*, tome II, p. 267.

(4) KEIMER, *Essai d'une physiol. du sang*, Leipsig, 1823, p. 144.

nombre important de cas que nous avons observés et supputés, nous n'en avons pas à enregistrer sur des Européens.

E. — Ages. — L'âge est la seconde condition du développement des tumeurs lymphatiques. Elles sont l'apanage de la jeunesse. On ne les rencontre guère que de 13 à 20 ans. Les débuts nous ont paru n'avoir plus lieu après 20 ans. C'est ce qui résulte d'un relevé de 36 cas que nous avons réunis au hasard et pour lesquels nous avons vu les âges où apparaissent les premiers signes se répartir comme suit :

A 13 ans.	2 cas
A 14 —	3 —
A 15 —	5 —
A 16 —	12 —
A 17 —	7 —
A 18 —	4 —
A 19 —	2 —
A 20 —	1 —

Avec le progrès des années, les tumeurs lymphatiques tendent à s'effacer. Lorsqu'elles ont été épargnées par les complications inflammatoires (et les cas en sont nombreux à la Réunion), elles sont susceptibles de guérison par leur retrait progressif. Nous avons rencontré des sujets qui en avaient été atteints dans leur jeunesse et dans leur virilité et chez lesquels les tumeurs avaient disparu vers 45 ans. Contrairement à ce qui s'observe dans la phlébectasie, la lymphangiectasie ganglionnaire s'atrophie avec l'âge et ne laisse souvent aucun vestige de son existence antérieure.

F. — Sexes. — Les sexes ont une part bien différente dans leurs aptitudes à subir le développement des tumeurs lymphatiques. Les hommes y sont incomparablement plus sujets que les femmes. Sur les 11 cas publiés et que nous avons rappelés dans notre historique, 9 appartiennent au sexe masculin et 2 seulement au sexe féminin. Sur 9 autres cas mortels, empruntés à notre pratique personnelle, nous en avons observé 6 sur des hommes et 3 sur des femmes.

Ces chiffres sont significatifs. Il ne faudrait cependant pas penser que la part relative des sexes soit dans un rapport aussi disproportionné. Car la double statistique que nous reproduisons plus haut comprend en majeure partie des cas de tumeurs envahies par l'inflammation et cette funeste complication a été le principal motif de leur constatation. Or, les hommes y sont plus exposés par le genre de vie qu'ils mènent. Il n'est point étonnant qu'ils figurent dans cette répartition pour un chiffre aussi élevé. De plus, le contrôle dans les autres cas en est plus facile chez eux. Le sentiment de réserve naturel à la femme met souvent obstacle à l'aveu d'une affection indolente par elle-même et qui n'apporte que peu de troubles dans la santé générale. Le médecin près duquel cette réserve peut fléchir ne tarde néanmoins pas à reconnaître que la femme n'est pas aussi à l'abri de ces tumeurs qu'on pourrait le croire. Quoi qu'il en soit, la proportion reste toujours bien supérieure chez l'homme , pour les deux tiers au moins ; et c'est à tort que Th. Anger ait nié l'influence des sexes sur leur développement.

G. — Degré de fréquence. — A l'île de la Réunion leur fréquence est grande. Nous nous sommes trouvé dans une position exceptionnelle pour en avoir la preuve. A la suite des événements dont la ville de Saint-Denis avait été le théâtre le 2 décembre 1868 (1), les mili-ces y furent réorganisées et tous les hommes va-lides, de 16 à 55 ans, furent appelés au service actif. Un conseil de révision, dont je faisais partie en qualité de chirurgien-major du bataillon, statuait sur les demandes en exemption de service, pour cause d'infirmités ou de ma-ladies. Inutile de dire que ces demandes étaient nombreu-ses et que la plus légère infirmité qui, dans le cours or-dinaire de la vie, n'eût pas éveillé le souci de ceux qui en étaient atteints, était utilisée comme motif de réforme. Les tumeurs lymphatiques, souvent prises pour des her-nies, ont joué un rôle important dans ces revendications. En effet, le chiffre des miliciens inscrits sur les cadres était de 913 ; celui des hommes soumis à l'examen du conseil de 371 ; les individus atteints de tumeurs lym-phatiques figurent pour 33 ; soit 9. 45 0/0 des exami-nés.

(1) Une déplorable collision, que le caractère scientifique de ce travail ne permet pas d'apprécier, avait eu lieu entre les troupes et la popula-tion. Pour éloigner de regrettables réprésailles, les troupes avaient été consignées dans leurs casernes et les milices chargées seules du maintien de l'ordre public.

Cette proportion est considérable. Elle autorise véritablement à se poser la question de savoir si cette affection ne serait pas devenue plus commune depuis quelques années.

Ecartons tout d'abord l'opinion de ceux qui la croient nouvelle ou de date très-récente dans la Colonie. La remarquable observation d'Amussat, dont le sujet était un créole de l'île Bourbon, remonte à l'année 1829. Dès le début de notre pratique à la Réunion (1851), nous en avions observé de fréquents exemples, et nous l'avions constaté dans un mémoire publié en 1858. Des erreurs de diagnostic et une connaissance moins précise de la maladie expliquent, sans aucun doute, le silence qui se faisait autrefois autour de ces tumeurs ; mais elles n'en existaient pas moins depuis longtemps dans cette île. Il faut reconnaître toutefois que, depuis une quinzaine d'années, elles sont devenues plus fréquentes et surtout que les complications inflammatoires les atteignent plus souvent.

On peut en faire remonter les causes aux modifications survenues depuis cette époque dans les conditions physiques et économiques de la Réunion. Nous ignorons ce qu'elles sont dans les autres pays où notre endémie s'observe. Nous ne voudrions pas, d'un autre côté, faire de notre chère Colonie une peinture assombrie, ni encourir le reproche d'être louangeur du temps passé. Mais, nous ne devons le taire, l'observateur qui aurait vu, il y a vingt-cinq ans, notre population créole et qui la considérerait aujourd'hui ne pourrait méconnaître les changements qui se sont produits dans la constitution de ses habitants, surtout sur les jeunes hommes.

Le niveau physique a certainement baissé. Faut-il y voir une consécration de cette loi fatale de déchéance que Bertillon assigne à la race créole, parvenue à la quatrième période ? Nous ne saurions l'admettre ; car ce n'est pas brusquement et dans un court espace de temps que des générations, qui ont parcouru 200 ans d'indéniable vitalité, se précipiteraient sans préparation aucune vers une dégénérescence subite.

Il faut que des circonstances nouvelles et étrangères à toute idée dogmatique de dégradation soient intervenues dans la vie de cette population, pour amener ces changements. Or, un grand acte social l'a surprise en 1848. L'émancipation des esclaves, qui en a été la conséquence, a complétement changé les conditions économiques dans lesquelles elle vivait, et les années qui ont suivi cette radicale transformation ont été traversées par elle d'épreuves dont la génération qui en est issue a subi l'influence dépressive. Au bien-être antérieur, à la vie facile dont elle jouissait, ont succédé dans beaucoup de familles les privations et les embarras domestiques. La libre expansion des facultés physiques de l'enfance a notamment fait place à des contraintes prématurées.

Dans les pays, en effet, où suivant la judicieuse remarque de Motard (1), « la chaleur fait éclore, mûrir et faner la vie avec une douloureuse promptitude » , il faut à cette éclosion le plein air sous le soleil qui l'active, le libre jeu des mouvements et des exercices corporels, pour

______

(1) Motard, *Essai d'hygiène générale*, 1841.

en corriger la précocité. Au mépris de ces règles hygiéniques, il fut alors de mode à la Réunion, de nécessité peut-être, de confiner, dès l'âge de 4 à 5 ans, les jeunes enfants dans d'étroites écoles, pour y rechercher plutôt un gardiennage qu'une culture intellectuelle. Leur développement en a été entravé précisément aux approches de l'âge où l'anémie leur vient naturellement ; elle y a puisé un aliment nouveau.

Ils se sont ensuite trouvés en présence d'une autre cause d'appauvrissement du sang. L'apparition des fièvres palustres dans la Colonie qui les ignorait, en soumettant la constitution de ce liquide aux altérations que l'on sait (diminution des globules rouges, abaissement des quantités d'albumine, augmentation des parties aqueuses et surtout du chiffre des leucocytes), en a comblé la mesure et n'a pas tardé à créer des conditions plus favorables encore aux tendances lymphatiques.

Avant l'intervention de ces influences sociales et miasmatiques, l'action climatérique seule dépassait peu, dans ses productions morbides, les processus inflammatoires réservés aux réseaux et aux troncs vecteurs : les érysipèles et les angioleucites dominaient alors. Les causes qui s'y sont ajoutées ont poussé les altérations du système lymphatique jusque dans ses dernières limites, en accentuant davantage les dilatations vasculaires et ganglionnaires, degrés extrêmes des désordres de ce système dans notre groupe endémique.

H. — Tempéraments. — Après ce que nous avons écrit sur l'influence générale des tempéraments,

il semblerait superflu d'insister longuement sur celle qu'il
est possible de leur attribuer dans la production des tumeurs lymphatiques. Nous nous y arrêtons néanmoins ,
parce que cette cause a été également écartée par Th.
Anger.

Il se peut que quelques sujets, atteints de ces tumeurs,
aient été d'une constitution forte et vigoureuse ; que
d'autres n'aient pas présenté les attributs du lymphatisme.
Mais il ne faut pas, de ces faits isolés, déduire une règle
que ne sanctionne pas une observation acquise sur un plus
vaste théâtre. Elle nous permet d'avancer que le canevas
le plus commun sur lequel se dessinent les tumeurs lymphatiques, même les ectasies vasculaires, a pour fond le
tempérament lymphatique, non pas ce lymphatisme classique qui confine aux manifestations strumeuses, mais le
lymphatisme des pays chauds, tel que nous l'avons défini.
Parmi les faits publiés, nous en trouvons la mention
indiquée dans plusieurs, notamment chez un des malades de Petit. Sur les 36 cas que nous avons soigneusement analysés, nous avons pu noter ce tempérament dans 27 observations.

I. — Professions. — On comprend que nous
n'ayons rien à signaler sur l'influence qu'exercent les
professions sur le développement des tumeurs lymphatiques. L'âge auquel cette affection naît et évolue ne
permet pas d'introduire cet élément d'appréciation
dans les recherches étiologiques.

J. — Races. — Quant à la part que la race prend
à leur genèse, c'est à leur égard que les démarcations

ethniques sont le plus tranchées. Les remarques générales que nous avons consacrées à ce sujet s'y appli-
quent surtout. C'est ainsi que nous ne ferons que rappeler ici, l'ayant déjà consigné ailleurs, que les Européens n'y sont point sujets, même après un long séjour dans les pays chauds. La même immunité se montre en faveur des races autochthones des régions tropicales ; soit de souche africaine, tels que les Cafres
et les Malgaches introduits à la Réunion ; soit de souche indo-européenne, tels que les Indiens. Les créoles
seuls en présentent des exemples, aussi bien les créoles de descendance exclusivement européenne (et ce
sont les plus nombreux) que les métis d'Européens et
de races variées.

ARTICLE II

Symptomatologie

Le début des tumeurs lymphatiques passe souvent
inaperçu. Leur indolence, le faible retentissement
qu'elles provoquent au sein de l'économie, laissent les
malades dans l'ignorance de leur mal et les maintiennent pendant longtemps dans une quiétude parfaite.
Le médecin n'est appelé à les constater que lorsqu'elles ont acquis un certain développement. L'attention
que nous leur prêtions nous les faisait rechercher et observer, et nous a permis d'en déterminer les caractères à
cette première période de leur évolution.

On sent alors dans le triangle de Scarpa, le plus souvent à la base et immédiatement au-dessous du ligament

de Fallope, 3 à 4 ganglions plus volumineux que d'ordinaire, mous, dépressibles et roulant sous le doigt. Ils ne donnent pas la sensation des tumeurs dures, globuleuses et mal circonscrites qu'ils présentent dans l'adénite. Ils semblent au contraire s'être étendus plutôt dans le sens horizontal et être plus aplatis que bombés. On ne peut mieux les comparer, malgré la trivialité de la comparaison, qu'à des graines de citrouille fraîches, glissant sous le doigt qui les presse, pour revenir à leur place, dès que la pression cesse.

Ce retrait s'explique par la présence de petits cordons cylindroïdes, noueux et durs, qui unissent les ganglions entre eux ou qui se perdent dans le tissu cellulo-graisseux de la région, en interceptant des mailles plus ou moins larges, des sortes de lacs, dont les bords sont constitués par des troncs sous-cutanés, à saillie moniliforme, apparente surtout lorsque l'inflammation vient à s'y mêler. Il y a là évidemment concomitance de varices lymphatiques, qui, à une période plus avancée de la maladie, se fondent dans la masse variqueuse.

Aucun autre signe sensible ne décèle en ce moment cette affection, qui prendra plus tard d'importantes proportions. La peau conserve sa coloration et son aspect habituels ; les lacs lymphatiques eux-mêmes sont d'une constatation difficile et il faut une attention bien éveillée pour en reconnaître l'existence.

Ces tumeurs embryonnaires se maintiennent longtemps en cet état. Nous en avons vu s'y fixer pendant 2 et 3 ans. Après cette période stationnaire, elles augmentent, mais lentement et graduellement. Par leur progrès, les espaces qui les séparent se rétrécissent peu à peu, jusqu'à ce que les masses glandulaires arrivent à se toucher et à se confondre, laissant cependant entre elles une dépression comme témoin de leur séparation primitive.

Lorsqu'elles ont acquis un volume qui ne permet plus de les méconnaître, qu'elles ont sollicité l'attention du malade et l'observation du médecin, elles présentent les caractères suivants.

Symptômes locaux. — Dans cette affection, le triangle de Scarpa est envahi par une tumeur indolente, de volume variable, plus longue de haut en bas que large horizontalement, à surface régulière mais bosselée, mobile sur les couches musculaires sous-jacentes aussi bien que sous la peau qui la recouvre, molle et d'une consistance lipômateuse, dépressible mais peu réductible par la pression, faisant une saillie plus marquée dans la station verticale que dans le décubitus dorsal, sans que cette saillie ne soit en aucune façon augmentée ni par des efforts, ni par les succussions de la toux, et se développant le plus souvent symétriquement dans les deux aines.

Telles apparaissent les tumeurs lymphatiques à un rapide examen. L'analyse de chacun de leurs symptômes en précisera mieux les signes pathognomoniques.

A. — *Douleur.* — Le plus ordinairement, elles sont indolentes. La pression éveille néanmoins en elles un sentiment de malaise, qui se convertit en une véritable douleur à la suite de fatigues , de marches prolongées ou même inusitées. La turgescence, qui leur survient à certaines époques que nous indiquerons , les rend lourdes et sensibles , sensation qui s'irradie parfois jusque dans la région lombaire. En tout cas , beaucoup de malades accusent de la faiblesse et de la pesanteur dans le membre affecté. Ils éprouvent de vagues lassitudes , qu'ils attribuent à une tout autre cause qu'à celle à laquelle il convient de les rattacher. Quelques-uns nous ont affirmé ne pouvoir se livrer à des excès vénériens sans ressentir dans les aines une tension douloureuse.

B. — *Forme*. — La forme des tumeurs est irrégulièrement arrondie. Le plus souvent elle affecte celle d'un triangle à base supérieure. Lorsque la tumeur a acquis un certain volume , cette dernière forme est dictée par la configuration même de la région où elle siége. Elle se trouve , en effet , arrêtée dans son développement , en haut par le ligament de Fallope , et sur les côtés par les adducteurs superficiels et par le psoas-iliaque. Les bords en sont assez fixes ; mais le sommet , bien que ne dépassant pas en général celui du triangle de Scarpa , le déborde parfois en descendant jusqu'au milieu de la cuisse. Dans d'autres cas , la tumeur prend fin à l'intersection des deux côtés du triangle ; mais on perçoit à sa suite un cordon noueux qui se fait sentir jusqu'au-dessus du condyle interne du fémur et suivant la direction des vaisseaux fémoraux, surtout lorsque le malade s'est exposé à quelque fatigue. Quant à la base , elle n'est pas aussi franchement dessinée que les bords. Dans les tumeurs vo-

lumineuses ét anciennes , elle s'efface par leur prolonge-
ment sous l'arcade crurale et jusque dans la fosse iliaque.

c. — *Volume.* — Le volume des tumeurs lymphatiques
est variable. Elles ne dépassent pas en général celui du
poing : elles offrent alors de 7 à 8 centimètres en largeur
et de 12 à 13 en hauteur. Les dimensions maxima que
nous avons mesurées ont été de 16 centimètres en
hauteur et de 9 en largeur. Les dimensions minima
(nous n'entendons pas les prendre dans la période initiale
de la maladie , mais au moment où elle attire l'attention)
nous ont semblé être de 3 centimètres en largeur et de 6
à 6 1/2 en hauteur. Bien que l'appréciation suivante ne
puisse être d'une rigueur parfaite à cause de la variabilité
de volume des tumeurs , nous avons soumis 12 cas à des
mensurations exactes pour en prendre la moyenne ; celle-
ci est ressortie à 10. 6 centimètres pour la hauteur et à 6.
6 pour la largeur. Ce sont là , en effet, les dimensions les
plus habituelles des tumeurs.

d. — *Surface.* — Leur surface est régulière , mais non
uniforme ; elle est au contraire bosselée et les bosselures
correspondent aux glandes qui se sont confondues dans la
masse variqueuse. On rencontre ainsi des tumeurs unilo-
bées , un seul ganglion ayant été envahi par la dilatation
des vaisseaux et y ayant participé ; la forme est alors ovoïde. D'autres sont bilobées ; le plus grand nombre à 3 et à
4 lobes.

e. — *Mobilité.* — Quels qu'en soient la forme et le volume , les tumeurs lymphatiques jouissent d'une remar-

quable mobilité. On sent , en les palpant , qu'elles se
meuvent facilement sur la couche musculaire sous-jacente,
avec laquelle elles ne semblent avoir contracté aucune
union , et qu'elles sont également libres sur leurs bords.
Nous nous sommes assuré que cette mobilité persistait ,
lors même que les tumeurs se continuaient , soit au-dessus du fascia cribiformis , soit avec les vaisseaux profonds.
Il nous est souvent arrivé de la constater dans le premier
cas. Elle nous avait frappé chez le malade de Trélat , dont
l'autopsie révéla plus tard des relations pathologiques ma-
nifestes entre le plan superficiel et le plan profond (1).
La peau garde aussi son indépendance à l'égard des tumeurs. On peut la faire glisser sur elles , la soulever en
la pinçant , sans rencontrer d'adhérences qui les attachent
l'une à l'autre.

La peau reste à l'état normal, comme nous l'avons dit.
On ne remarque aucun changement ni dans sa texture ni
dans sa coloration. Il est même rare que le réseau lymphatique superficiel participe aux phénomènes qui s'observent dans les troncs intra et extra-ganglionnaires. Néanmoins cette extension morbide se montre quelquefois.
Parmi les faits publiés, nous citerons l'observation de C.
Desjardins, qui présentait, outre la dilatation variqueuse du
réseau sus-dermique, trois tumeurs sous-cutanées, situées
au-dessous du pli de l'aine, qu'il considérait comme des
dilatations ampullaires des lymphatiques de la région et
qui pourraient bien être rapportées à des ganglions ayant

____

(1) *Bull. de la Soc. de chir.* , 1864, p. 435.

subi la transformation variqueuse. Ce qui autorise cette vue rétrospective, c'est que nous avons rencontré des exemples semblables, dans lesquels à des tumeurs lymphatiques parfaitement caractérisées se joignaient des dilatations du réseau superficiel, si on en juge par l'état œdémateux et l'aspect chagriné de la peau ou par les dégénérescences éléphantiasiques qui les accompagnaient. Quoi qu'il en soit, ce sont là des exceptions : dans la majorité des cas, la peau conserve toute son intégrité.

F. — MOLLESSE. — La mollesse de ces tumeurs a ceci de particulier, qu'elle simule celle du lipôme avec sa dépressibilité et sa *fausse* fluctuation. Cette mollesse permet de malaxer les tumeurs dans tous les sens, de les déprimer mais sans les réduire d'une façon sensible, lorsque le malade est dans la position verticale. Dans le décubitus dorsal, au contraire, surtout s'il est prolongé, elles diminuent de volume ; et, si on exerce sur elles des pressions régulières, on finit par en opérer la réduction. Il semble alors qu'on refoule vers les parties supérieures un liquide épais dont le déplacement se fait avec une excessive lenteur. La tumeur ainsi réduite, mais sans disparaître complétement, donne aux doigts la sensation de petits tubes en caoutchouc, de cordons entrelacés, de vers enroulés, de noyaux épars, auxquels on l'a comparée avec raison.

Le repos dans le décubitus dorsal suffit pour amener à la longue cette déplétion. Aussi, à leur réveil, les malades observent-ils un affaissement marqué de leurs tumeurs ; mais dès qu'ils se mettent debout, elles reparaissent avec leur saillie précédente.

8

Ces alternatives d'accroissement et de diminution se produisent encore dans des circonstances indépendantes de la position que prend le malade. Nous avons déjà indiqué une des plus fréquentes, dont les fatigues, les marches prolongées, les exercices gymnastiques exagérés sont les origines accoutumées. Ces excès provoquent dans les tumeurs une tension assez douloureuse parfois pour obliger les malades au repos. Ils sont les causes les plus ordinaires des formidables inflammations dont les tumeurs et les vaisseaux qui en émergent deviennent le théâtre. Mais, en dehors de ces circonstances, dont les conséquences sont faciles à expliquer, les tumeurs subissent deux oscillations annuelles bien remarquables. Sans motif appréciable et à certaines époques de l'année, elles se gonflent, deviennent turgescentes, lourdes et sensibles. Les individus qui en sont atteints disent alors qu'ils ont leurs *crises de glandes*. Ces crises ont lieu le plus souvent aux transitions de saisons, au passage de l'hivernage à l'hiver (vers avril ou mai dans l'hémisphère Sud), et de l'hiver à l'été, vers les mois de septembre ou d'octobre.

Il se passe alors en eux des phénomènes singuliers et dignes d'être notés. A la période d'augment correspond une sorte d'exhubérance des actions organiques. Malgré la sensibilité plus vive des tumeurs, la santé des malades s'améliore ; leurs fonctions digestives deviennent plus faciles ; ils prennent de l'embonpoint. Cette période de réplétion est bientôt remplacée par une autre opposée, durant laquelle ils s'allanguissent et maigrissent, en même temps que les tumeurs s'affaissent.

L'équilibre se rétablit ensuite et n'est plus rompu qu'à une poussée nouvelle.

Th. Anger, auquel cette observation n'a point échappé, n'indique pas à quelles causes ces variations sont dues. Nous acceptons avec lui que la disparition, pendant la période de dénutrition, de la graisse qui entoure les masses glandulaires et qui entre dans la constitution des tumeurs doive naturellement entraîner leur diminution. Mais nous croyons pouvoir rapporter les oscillations qu'elles présentent aux accidents de pléthore lymphatique et de déplétion consécutive que nous avons signalés dans les lymphatiques sous l'action des vicissitudes atmosphériques. Quant aux relations qui se remarquent entre ces phénomènes et les troubles de nutrition, elles s'expliquent par le rôle que remplit le système lymphatique. Ses fonctions, on le sait, se rapportent exclusivement aux actes nutritifs; c'est donc par le désordre des phénomènes de nutrition que doivent se manifester les dérangements qu'elles éprouvent, surtout lorsque ses lésions se généralisent comme dans l'affection que nous décrivons.

Les alternances que nous venons d'indiquer sont encore plus répétées chez la femme. Quelques-unes, aux époques mensuelles, ressentent dans les tumeurs ce double mouvement de plénitude et de détente. Le premier se manifeste aux approches des règles et avant leur apparition; le second à leur déclin. Les femmes qui y sont sujettes ne s'y méprennent pas, et pressentent, par l'état de leurs glandes, leur indisposition prochaine. Dans ce cas, le retentissement sur les fonctions de nutrition ne se produit

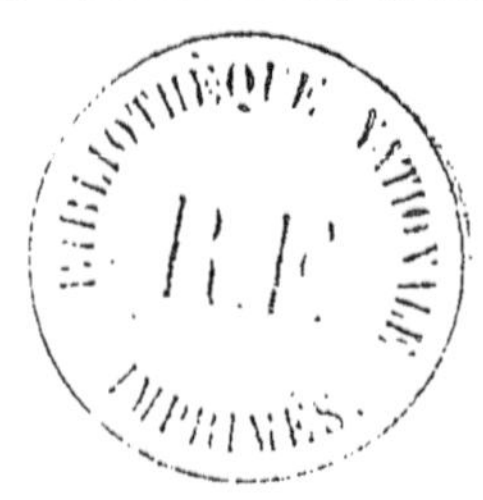

pas, et le raptus synergique qui se fait vers les ovaires et vers les tumeurs lymphatiques n'en dépasse pas les limites.

G. — *SYMÉTRIE*. — Un dernier caractère spécifique des tumeurs lymphatiques, c'est leur développement symétrique dans les deux aines. Dans le plus grand nombre des cas, cette symétrie est de règle et les tumeurs se développent aussi bien à droite qu'à gauche. Mais elles ne présentent pas un égal volume des deux côtés. Celle de gauche est le plus souvent de dimension supérieure. En quelques circonstances cependant cette symétrie est détruite, et la tumeur ne se montre que d'un seul côté, plutôt à gauche qu'à droite. Néanmoins, la symétrie tend toujours à se rétablir. Nous avons observé des exemples de tumeur unique au début, qui se complétait à la longue par l'apparition d'une tumeur semblable à l'aine du côté correspondant. Sur les 36 cas que nous avons analysés pour d'autres causes, nous avons compté 26 dans lesquels les tumeurs étaient symétriques, et sur les 10 autres observations de tumeur unique, elle siégeait 7 fois à gauche.

Symptômes généraux. — A côté de ces symptômes locaux, nous signalerons chez les individus porteurs de tumeurs lymphatiques des troubles généraux passagers, mais bizarres, et se rapportant aux fonctions digestives et au système nerveux. Les premiers se caractérisent par des nausées, des vomissements; d'autres fois par une simple paresse stomacale. Ces phénomènes dyspeptiques apparaissent de temps en temps et durent quelques jours, sans qu'on ne puisse noter rien de régulier dans leur retour. C'est principalement vers le matin qu'ils se produisent.

Ils sont d'ailleurs assez légers pour ne pas influencer la nutrition générale, comme ceux qui se montrent aux époques d'oscillation lymphatique dont nous avons parlé. On ne peut cependant douter qu'ils ne soient aussi sous la dépendance d'une aberration passagère de la nutrition.

Les troubles nerveux se traduisent par des vertiges, des étourdissements, coïncidant le plus souvent avec ceux de l'appareil digestif. Ces accidents vertigineux dépendent également d'une perturbation des fonctions nutritives, à la façon du vertige stomacal. Il suffit d'ailleurs du repos dans la position horizontale pour les dissiper.

Nous devons ajouter, toutefois, qu'après une minutieuse enquête, nous avons reconnu que ces troubles généraux sont loin d'être constants. La plupart des individus interrogés par nous paraissaient fort étonnés de nos investigations sur ce point, et n'avaient conservé nul souvenir de ces désordres répétés et fugaces ; tandis que plusieurs précisaient parfaitement la double oscillation qui nous avait frappé chez quelques-uns d'entre eux.

Les signes qui dénotent la continuité de la maladie aux ganglions sous-aponévrotiques et son extension aux troncs lombo-aortiques sont fort obscurs. Nous n'en connaissons pas qui puisse servir de repère à un diagnostic assuré. Cependant, lorsque des tumeurs nettement constatées s'accompagnent d'un empâtement dans les tissus de la cuisse, on pourra soupçonner l'envahissement des ganglions profonds ; de même que si la pression exercée dans la fosse iliaque du côté atteint éveille du malaise ou de la douleur, on sera bien près de la vérité en songeant que

les glandes lombaires sont également prises. Mais ces signes sont bien incertains, et ce n'est guère que lorsque
l'inflammation en exagère l'expression, comme on le verra
plus loin, qu'ils s'accusent sous des traits apparents.

Il est deux points de l'histoire des tumeurs lymphatiques qui méritaient une sérieuse attention ; nous les
avons examinés avec soin : l'un relatif à l'influence que la
grossesse et que l'accouchement exercent sur leur marche,
l'autre aux liens qui les unissent aux urines chyleuses.

Influence de la grossesse et de l'accouchement.
— Chez les femmes atteintes de ces tumeurs, la grossesse
en augmente le volume. Dans les derniers mois de la
gestation, elles offrent une saillie plus permanente, et
c'est à peine si, dans le décubitus dorsal même prolongé,
elles subissent l'affaissement que cette position procure.
La compression des troncs lombo-aortiques par l'utérus
gravide en est certainement la cause, de la même façon
qu'elle préside au développement et à l'accroissement de
l'état variqueux des veines des membres inférieurs, du
vagin et de la partie inférieure du rectum dans la dernière
période de la grossesse.

Pendant le travail de l'accouchement, les efforts les
plus violents que provoquent les douleurs expulsives
n'augmentent pas la tension des tumeurs : elles n'en
éprouvent aucune modification. Mais l'accouchement ter-
miné, nous avons remarqué des femmes chez lesquelles
les tumeurs disparaissaient complétement pendant le
temps du repos au lit, et chez lesquelles elles ne repa-
raissaient que dans les derniers mois de la grossesse sui-

vante. Nous avons conservé des observations qui constatent cette disparition pendant deux et trois ans. Chez le plus grand nombre, toutefois, après s'être flétries pendant la durée de l'alitement au point de n'être plus appréciables, elles se reproduisent lorsque les femmes reprennent la position verticale.

Ne peut-on voir dans ces faits afférents à l'état de grossesse un argument favorable à la doctrine étiologique qui assigne à la production des tumeurs lymphatiques l'influence de compressions ou d'entraves au cours de la lymphe? Nous y puisons, pour notre part, une preuve en faveur de l'opinion que nous avons acceptée à cet égard. Quelque explication qu'on mette en jeu, il est, en effet, difficile, comme le remarque Verneuil, de comprendre comment des vaisseaux aussi ténus pourraient autant s'amplifier sans un obstacle matériel sur leur trajet.

Coïncidence avec la chylurie. — La coïncidence fréquente des urines chyleuses et des tumeurs lymphatiques est un fait acquis, malgré les dénégations opposées. Il y a entre elles une communauté d'origine, des liens de parenté, qui nous avaient entraîné, dans nos vues étiologiques, à les confondre dans un berceau commun. En y regardant de plus près, en analysant les observations que nous avons recueillies, nous avons été affermi dans cette opinion. Nous ne prétendons cependant pas que cette coïncidence soit fatale, puisque l'expérience montre des cas d'urines chyleuses qui ne sont pas accompagnées de tumeurs lymphatiques, aussi bien que des exemples de tumeurs sans chylurie. Mais nous avons rencontré si souvent des malades atteints de ces tumeurs et dont les urines avaient été ou devenaient chyleuses, que nous n'hésitons pas à admettre une certaine corrélation entre elles.

Serait-on d'ailleurs autorisé à arguer des circonstances où elles ne sont pas contemporaines pour nier les liens qui les unissent ? Nous ne le pensons pas plus que nous ne serions fondé à méconnaître les connexions intimes qui existent entre la dysentérie des pays chauds et l'hépatite, et que Dutroulau a si bien mises en lumière, parce qu'on observe des hépatites sans dysentérie. On ne serait pas mieux avisé de vouloir retrancher de notre groupe endémique l'érysipèle éléphantiasique , parce que des individus porteurs de tumeurs lymphatiques n'en présentent pas les accès répétés. L'endémicité, par ses influences spéciales , rapproche des affections qui semblent différentes par le siége et par la nature. Elle groupe ailleurs des maladies dont les modalités pathologiques sont variées , mais qui ont pour théâtre le même système organique.

C'est le cas de la chylurie par rapport à la lymphangite des pays chauds.

Nous ne nous attarderons pas à reprendre ici les objections qu'on peut opposer à l'origine parasitaire de la chylurie. L'examen microscopique a sans doute dévoilé chez ceux qui en sont atteints des œufs et des embryons de *distome* dans la vessie et dans les vaisseaux excréteurs de l'urine. Nous acceptons comme fondées les nouvelles découvertes de la filaire de Wucherer dans les coagula de la chylurie par Bancroff en Australie , par Lewis dans l'Inde ,

par S. Aranjo et Da Silva Lima au Brésil (1). Mais s'en
suit-il que la présence de ce nématoïde soit la cause directe, efficiente de cette endémie ? Quelques auteurs,
emportés par les tendances actuelles qui font envahir la
pathologie d'organismes zoo-parasitaires, y attachent,
nous le croyons, une importance étiologique trop exclusi-
ve. Ils pourraient peut-être mieux expliquer la genèse de
la chylurie, en se reportant aux caractères particuliers
que présente le système lymphatique dans les régions intertropicales. La dilatation générale des vaisseaux y est
presque physiologique, et prend, dans les cas morbides,
les proportions variqueuses que constate l'autopsie. Cette
modification dans leur état facilite l'élimination, par les
voies d'excrétion, d'une lymphe surabondante et superflue.
Le rein en est le principal émonctoire.

D'un autre côté, la lactescence et l'opacité de la lymphe dans ces régions, démontrées par les recherches de
Gubler (2) et par les observations de Brown-Séquard en
Amérique, consacrées par l'aspect et la consistance du liquide qui vint à sourdre de la surface de section d'une
tumeur lymphatique extirpée par Nélaton, rapprochent
tellement la lymphe du chyle, qu'on s'explique les méprises qui ont fait considérer les urines qui en charrient les
produits dans l'hématurie endémique comme *laiteuses* d'a-
bord, et *chyleuses* ensuite. Mais les recherches histologiques de Gubler ont montré que ces produits sont emprun-

(1) BOUREL-RONCIÈRE, *Arch. de méd. navale*, 1878, n° 3.

(2) *Gazette méd. de Paris*, 1858, p. 647.

tés à la lymphe ou à ses éléments. Il y a reconnu les globules incolores spéciaux et les hématies sphéroïdaux d'un
diamètre compris entre 1/150 et 1/200 de millimètre ,
qu'on note dans la lymphorrhagie cutanée des pays chauds.
La matière grasse émulsionnée elle-même , qui donne à la
lymphe son opacité et qu'on trouve en si grande abondan -
ce dans ces urines , ne s'y montre pas sous la forme glo-
bulaire , mais à l'état granuleux , absolument comme dans
la lymphe.

Toutes ces contatations sont bien près de justifier les
relations qui existent entre les urines chyleuses et la lymphangite endémique. Elles permettent de les considérer ,
avec Gubler , comme le résultat d'un diabète lymphatique , et de comprendre la simultanéité de leur émission. et
de la présence des tumeurs lymphatiques.

Quoi qu'il en soit , les faits cliniques parlent en faveur
de cette coïncidence. Nous n'avons pas consigné tous ceux
qui se sont offerts à notre observation. Nous n'avons cru nécessaire de n'en rapporter que les principaux (*voir aux observations*). Aussi nous pensons qu'on peut en déduire cette conséquence pathogénique , à savoir : que la chylurie
appartient au même groupe morbide que la lymphangite
endémique , et qu'elle est une des expressions des désordres que la lymphe subit fréquemment dans les pays chauds.
On comprend dès lors les coïncidences que l'observation.
constate.

Marche de la maladie. — L'évolution des tumeurs
lymphatiques ressort en partie de ce que nous avons dit
plus haut. Nous en complétons ici les phases successives ,

ayant pu , par une fortune peu commune , en suivre la marche chez les mêmes individus pendant 20 et 25 ans.

Elles débutent d'une façon insidieuse et restent longtemps à l'état de ganglions isolés , reliés entre eux par des troncs dilatés. En se développant , ces ganglions se fondent en une masse variqueuse. Mais cette marche est graduelle et lente. Il ne faut parfois pas moins de 4 à 5 ans pour que la tumeur atteigne le volume sous lequel on l'observe le plus souvent et auquel elle restera désormais fixée. Cette marche est essentiellement chronique.

La dilatation variqueuse se pro age ensuite des ganglions superficiels aux profonds , dépasse l'arcade crurale , gagne les troncs lombo-aortiques et les nombreux ganglions situés entre les vaisseaux iliaques et au-devant de l'aorte abdominale , s'engage sous le diaphragme et arrive jusqu'au canal thoracique , en donnant naissance dans ce parcours à une masse noueuse, formée de conduits enroulés et pelotonnés.

On le voit , l'envahissement successif de la lymphangiectasie des pays chauds procède de bas en haut. Cette marche n'est pas celle que lui applique Verneuil, en conformité de la théorie qu'il consacre aux ectasies veineuses. Elle se dirigerait , suivant lui , de haut en bas et des vaisseaux profonds aux superficiels. Une récente autopsie nous autorise à maintenir celle que nous indiquons.

En juillet 1878 , un créole, d'origine indienne , entre à l'Hôpital Colonial pour une hydro-péricarde. Il était depuis longtemps atteint de tumeurs lymphatiques symétriques aux deux aines. Peu de jours après son admission à

l'Hôpital , il succomba aux suites de la première affection. L'autopsie en fut faite avec le soin et l'intérêt que
dictait l'étude que nous poursuivions.

Outre les altérations anatomo-pathologiques , dont
nous donnerons plus loin le détail , nous avons , par une
minutieuse dissection , constaté l'existence des tumeurs
lymphatiques aussi bien à droite qu'à gauche. — Les masses intestinales alors écartées et le péritoine décollé, nous
avons poursuivi jusqu'au diaphragme , à droite , le paquet des lymphatiques dilatés. Mais , à gauche, nous n'en
avons trouvé aucun vestige , bien que la tumeur ganglionnaire de l'aine existât. Elle était , il est vrai , moins vo-
lumineuse et d'une évolution moins avancée que celle de
droite.

Il n'est point douteux que si la progression ectasique
s'opérait de haut en bas , elle devrait commencer par les
vaisseaux et les ganglions intra-abdominaux avant d'apparaître dans les ganglions inguinaux. Or, à gauche ,
ceux-ci avaient déjà subi la transformation variqueuse, sans
que cette altération ne se fût étendue aux lymphatiques
lombo-aortiques. On comprend difficilement , du reste ,
que les forces physiques , qui jouent un certain rôle dans
la dilatation de ces vaisseaux et par la pression excentrique des liquides sur leurs parois et par les lois de la pesanteur , dirigeassent la marche progressive des ectasies
lymphatiques dans un sens opposé au cours normal de la
lymphe.

Une fois leur apogée atteint , les tumeurs lymphatiques
demeurent stationnaires , et leur présence est parfaitement

compatible avec une santé relativement bonne. On s'est à cet égard posé la question de savoir si elles ne seraient pas à la longue susceptibles d'imprimer à la constitution de profondes modifications , et on a songé à préciser le sort réservé à ceux qui sont sous l'empire de cette diathèse variqueuse. Nélaton et Trousseau ont pensé qu'elle devait les conduire à une cachexie lente et progressive , à une véritable anémie lymphatique , qui , à l'instar de l'adénie , les ferait succomber par suite d'une altération du sang , dont les globules seraient modifiés dans leurs qualités physiques et surtout dans leur renouvellement par la disparition des corpuscules lymphatiques.

Il s'en faut et de beaucoup que les choses se passent ainsi. Sauf les troubles que révèle l'étude des symptômes, ces malades continuent à vivre et conservent leurs tumeurs sans beaucoup s'en préoccuper. Quelques-uns même s'aperçoivent qu'avec l'âge elles finissent par disparaître, et nul doute que les vaisseaux variqueux de l'abdomen ne subissent le même retrait atrophique. La nutrition seule demeure languissante chez eux , car ils restent toujours amaigris. Ils n'ont, en somme, à redouter que les complications inflammatoires, dont le dénouement est la mort à courte échéance, et dont nous avons maintenant à tracer le tableau peu connu.

Complications. — La principale complication, la seule même qui atteigne les tumeurs lymphatiques, est leur inflammation. Elle les convertit alors en une lymphangite intra-ganglionnaire, qui prend rapidement le caractère d'une lymphangite généralisée. La plus légère cause peut en provoquer l'explosion. Une marche forcée, une fatigue inusitée, un érysipèle scrotal ou une angioleucite de la cuisse, une insignifiante opération chirurgicale de voisinage (mouchetures du scrotum — incision d'un trajet fistuleux à l'anus), peuvent devenir l'étincelle qui allumera l'incendie. Le médecin se trouve bientôt en face de la plus redoutable affection des pays chauds, et le tableau qui se déroule sous ses yeux emprunte les plus sombres couleurs.

§ 1. — Lymphangite intra-ganglionnaire généralisée

Le malade est tout-à-coup pris d'une vive douleur dans les aines, plus souvent dans l'une d'elles. Si le point de départ est au scrotum, les deux aines sont d'abord simultanément atteintes; mais la douleur se fixe bientôt dans l'une d'elles. Si une lymphangite siégeait à la cuisse avant cet éclat inattendu, les phénomènes douloureux ne se font sentir que dans l'aine du côté envahi. L'inflammation se déclare-t-elle d'emblée dans les tumeurs, la douleur se montre dans l'une d'elles lorsqu'elles sont symétriques, ou dans celle du côté malade, si elle est unique. Au même instant éclate un frisson d'une violence extrême. La douleur augmente rapidement, devient bientôt intolérable et arrache des cris au patient. Elle franchit bien vite le pli inguinal, monte dans la partie correspondante de l'abdomen et s'irradie vers les lombes et vers l'épigastre.

La région inguino-crurale, qui en est le siége primitif, est d'une sensibilité si exquise, qu'il n'est plus possible d'y exercer le moindre attouchement. On peut néanmoins, au milieu de la tension douloureuse de cette région, percevoir des portions sous-jacentes de tissus bosselés, plus sensibles que les autres et qui représentent manifestement les ganglions lymphatiques envahis par l'inflammation. Le ventre devient très-sensible; il est tendu et ballonné, comme Amussat l'avait déjà noté dans l'observation dont Breschet nous a laissé la relation. La pression y exaspère la douleur, par suite de la propagation de l'inflammation aux glandes lombaires. Elle est même souvent mieux accusée que celle des tumeurs.

Aussitôt, et avec une surprenante rapidité, se révèle un ensemble de symptômes généraux dont la gravité ne peut être méconnue.

La fièvre apparaît vive et ardente; le pouls bat 130 pulsations et même 140 et 150 à la minute, ces deux derniers rhythmes se montrant surtout vers le soir au milieu d'un paroxysme fréquent dans cet état. La peau est sèche et brûlante; la température axillaire accuse au thermomètre 39°.5, et même 40° pendant l'exaspération dont nous venons de parler; la respiration est à 44. La langue, pâle et décolorée au début, se dessèche bien vite; et si les accidents ont une certaine durée, elle se fendille et se couvre de fuliginosités, ainsi que les dents, les gencives et les muqueuses labiales. L'énonciation des mots en éprouve quelque embarras.

Nous n'avons jamais observé de vomissements dans ce cas, mais quelquefois de la diarrhée; le hoquet ne se montre que comme phénomène de la dernière heure. Les urines sont très-rares, rouges, briquetées ; la miction difficile et douloureuse , surtout au début. La respiration est anxieuse,. saccadée et entrecoupée de singultus profonds..

Les troubles des centres nerveux ont des expressions non moins accentuées. L'agitation est incessante, l'insomnie absolue, le délire constant. L'intelligence reste d'abord assez nette; mais il faut solliciter le malade pour en provoquer les manifestations ; encore ses réponses sont-elles plutôt arrachées que consenties. Car dès qu'il est livré à lui-même, il semble chercher dans un repos sans cesse interrompu un calme à ses souffrances. Les paupières alors mi-closes , il est pris de rêvasseries, qui revêtent le caractère d'un véritable délire lorsque survient la nuit. L'altération des traits reflète le trouble indicible auquel il est en proie. Les yeux sont cernés, les conjonctives ictériques , les pupilles dilatées et la face pâle exprime l'anxiété la plus vive.

Ces symptômes vont en s'aggravant. D'autres viennent s'y ajouter. Bientôt les régions envahies se recouvrent d'une nappe érysipélateuse, d'une coloration rouge tirant sur le violacé et qui repose sur des tissus œdématiés. En y imprimant les doigts, on éprouve la sensation de cet œdème et on voit la coloration disparaître pour reparaître dès que la pression cesse. Ce symptôme nous a paru constant dans les cas que nous avons rencontrés. Chez un malade notamment, que nous vîmes avec le Dr Auguste Vinson, la plaque rouge recouvrait les deux tiers supérieurs de la cuisse et toute la région hypogastrique. Chez un autre, que nous avons récemment soigné avec le D[r]

Ch. Legras, la même rougeur s'étendait de la cuisse à l'abdomen. C'est celle qu'Amussat avait déjà signalée sous le nom de rougeur scarlatineuse. Ce phénomène mérite une sérieuse attention, parce qu'il forme un des symptômes caractéristiques de la maladie, et à cause du parti qu'on en peut tirer pour justifier la communauté d'origine et de siége de l'érysipèle endémique et des lymphangites intertropicales. Cette rougeur s'accompagne, surtout pendant l'agonie, de vergetures, de sigillations sur diverses parties du corps.

Les bosselures qui siégent dans le triangle de Scarpa prennent du développement et se ramollissent. On dirait de véritables noyaux phlegmoneux promptement évolués vers la suppuration. Mais la palpation n'y démêle pas les signes d'une fluctuation bien franche; ces bosselures sont plutôt molles avec des noyaux indurés au centre, et présentent des alternatives de diminution et d'augmentation d'un jour à l'autre. Les régions atteintes conservent d'ailleurs leur exquise sensibilité et sont le siége de quelques élancements.

De son côté, l'état général continue à s'aggraver. Il se complète par l'apparition chez quelques malades d'hémorrhagies, principalement par les fosses nasales. Chez l'un d'eux, dont nous avons pris l'observation et qui ne succomba que le huitième jour, les hémorrhagies ont été très-fréquentes et le corps s'est couvert au quatrième jour de sudamina et de taches pétéchiales, à la façon d'une fièvre grave infectieuse.

Cet appareil alarmant n'a pas d'ordinaire une longue

durée : la mort survient le plus souvent 24 à 36 heures
après le début des accidents. Dans quelques cas, de beaucoup les plus rares, la scène se poursuit jusqu'au 7e ou
au 8e jour. On voit alors se dérouler le cortége des phénomènes ataxo-adynamiques, qui conduisent également
le malade à la mort.

Dans ce cas, à la période agitée que nous avons indiquée, succède une extrême prostration. Placé dans le décubitus dorsal, comme dans les états adynamiques, le malade cesse d'exprimer ses souffrances et reste étranger à
tout ; ses idées deviennent incohérentes et un pouls fili-
forme présage une fin prochaine. Chez quelques-uns, au
milieu de cet affaissement de toutes les actions organiques, le pouls conserve longtemps sa fréquence désor-
donnée ; et ce n'est que quelques instants avant l'agonie
qu'il se déprime subitement, donnant ainsi jusqu'au dernier moment le spectacle de la lutte suprême et stérile de
la circulation contre l'empoisonnement dont le sang est
frappé.

On ne peut, en effet, méconnaître au tableau précédent celui d'une véritable infection du sang.

Quelle en est la cause ? Par quel mécanisme se produit-
elle ?

L'introduction dans l'économie de matières septiques
venues du dehors et absorbées par les voies lymphatiques
n'offrirait pas une symptomatologie bien éloignée de celle
qu'on observe dans la lymphangite généralisée des pays
chauds. L'origine des accidents qui éclatent alors est évi-
dente : un poison septique a été absorbé, les vaisseaux et

les ganglions lymphatiques, en lui livrant passage, se sont enflammés et en ont ensuite versé le produit dans le torrent de la circulation pour donner naissance à une infection spéciale. Dans la lymphangite endémique , il semble aussi hors de contestation que des liquides altérés suivent la même voie et produisent une intoxication du sang, qui ne se sépare de la première que par sa violence et par sa rapide évolution. Ces liquides n'ont pas été introduits dans la trame des tissus ; ils n'ont point été puisés au sein de plaies suppurantes ni engendrés à l'occasion de lésions physiques. Ils ne peuvent donc être élaborés que dans l'organisme et produits dans le système même où leur passage se traduit par des phénomènes infectieux d'un éclat aussi soudain. La lymphe elle-même en est la source, ou tout au moins l'agent de transmission.

Nous avouons n'être pas en mesure d'en fournir des preuves anatomiques, ni d'établir ce fait d'après des constatations histologiques. On sait de quelles difficultés sont hérissées les recherches de cette nature. Mais déjà la formation du pus découle de quelques autopsies, notamment de celle d'Amussat , qui ont permis de constater la présence de ce liquide, non-seulement dans les tumeurs, mais encore dans les troncs intra-abdominaux et dans la gaîne crurale jusqu'au tiers inférieur de la cuisse.

En interrogeant ensuite la physiologie pathologique du système lymphatique et la symptomatologie comparée de ses maladies , on peut se rendre un compte assez exact de l'origine et du mode de migration des produits altérés, qui circulent dans cette forme de lymphangite. Ils ne peuvent provenir que de deux sources : ou des parois des vaisseaux enflammés ou du liquide qui y circule, par une hétéroplasie des parois ou de la lymphe, peut-être même des deux à la fois. Car on ne saurait, comme nous l'avons dit, attribuer les phénomènes pathologiques qui surviennent à des foyers primitivement indépendants du système lymphatique. La spontanéité et la rapidité de leur explosion ne permettent pas de les rechercher ailleurs que dans celui-ci. Or, on sait que l'inflammation altère dans les vaisseaux lymphatiques les matériaux qui y circulent, et peut même y développer du pus ou quelques-uns de ses éléments constitutifs. L'anatomie pathologique enseigne que dans ce cas la tunique interne de ces vaisseaux devient rouge, tomenteuse, ramollie et friable ; qu'elle se tapisse de dépôts plastiques et purulents, et que de son côté la lymphe se mélange de pus ou de sang.

Cette origine intrinsèque du pus dans la cavité des vaisseaux ne fait plus l'objet d'un doute. Les recherches de Breschet (1), d'Andral (2), de Cruveilhier (3), de Nonat (4), de Duplay (5) l'ont mise hors de contestation. Le seul point qui soit sujet à controverse est le passage de ce pus des lymphatiques dans les veines. Malgré les efforts de

(1) Breschet, loc. cit., p. 272.

(2) Andral, *Recherches pour servir à l'hist. des mal. du syst. lymp.*, *In Arch. génér. de méd.*, 1834, p. 502.

(3) Cruveilhier, *Anat. pathol.*, livraison XI.

(4) Nonat, *De la métro-péritonite puerpuérale*, 1832, p. 14.

(5) Duplay, *Arch. gén. de méd.*, 1834, p. 223.

Cruveilhier et de P. Bérard (1) pour en nier la possibilité,
l'étude de notre endémie nous fait incliner invinciblement
vers le sentiment opposé de Velpeau (2) et de Monneret
(3), et admettre que les matériaux de la lymphe décom-
posés par l'inflammation pénètrent des lymphatiques dans
les veines et donnent lieu aux accidents d'une véritable
infection purulente. On ne saurait les attribuer à une
phlébite ; l'inflammation des veines n'est point ici en cause ; tout concourt au contraire à y reconnaître celle des
lymphatiques. On se trouve donc en présence d'une lymphangite purulente, et l'origine du pus est dans la cavité
même des lymphatiques.

Ce qui en démontre ensuite la pénétration directe dans
le sang, c'est la constatation d'abcès métastatiques, absolument comme dans l'infection purulente par phlébite.
Amussat en a rencontré dans les poumons et sous le péritoine. Si d'autres autopsies étaient moins favorisées, il ne
faudrait pas oublier que la rapidité de la mort dans notre
endémie peut être un obstacle à leur production. Ses limites extrêmes sont en général de 24 à 36 heures, tandis
que la phlébite a une durée variable de 4 à 10 jours. Les
globules du pus, introduits dans le sang, ont dans cette
dernière le temps de s'arrêter dans les capillaires des pou-

(1) *Dict. en 30 vol.*, tome XXVI, p. 480.

(2) VELPEAU, *Mém. sur les mal. du syst. lymp.*, In *Arch. gén. de méd.*,
1833, p. 318 et In *Dict. encycl. des sc. méd.*, loc. cit., p. 80.

(3) *Compendium de méd. prat.*, t. V., p. 580.

mons et du foie , où, véritables corps étrangers , ils développent des dépôts purulents , qui se répercutent ensuite vers les autres organes. Dans la lymphangite, au contraire , la pénétration du pus s'opère avec une si grande promptitude, que la vie est déjà compromise , que les accidents pyogéniques consécutifs ne se sont pas encore produits.

Cette rapidité de progression s'explique , en effet, par l'état de dilatation des vaisseaux lymphatiques dans la forme que nous décrivons. Car nous verrons que les tumeurs sont anatomiquement caractérisées par la dilatation des vaisseaux intra-ganglionnaires de l'aine , dilatation qui se poursuit jusque dans les groupes intra-abdominaux et qui favorise si puissamment la migration des principes toxiques jusqu'aux foyers centraux. Dans les autres variétés de lymphangite infectieuse, que nous avons déjà étudiées , on retrouve également cet état de dilatation. Nous les avons surtout observées chez des malades qui présentaient des ectasies lymphatiques de l'aine ; et lorsque l'état variqueux des vaisseaux n'est pas constaté avant ou au début de l'explosion des accidents , c'est qu'il siége dans les troncs sous-aponévrotiques, et que la constatation en est difficile. Mais nous sommes convaincu que cet état préside aux conditions de développement de la lymphangite généralisée. Nous en donnerons pour preuve cette double circonstance que, hors les cas de tumeurs enflammées où le doute n'est pas possible, cette forme n'apparaît qu'à propos de l'inflammation des vaisseaux du scrotum ou de ceux de la cuisse , région où l'on observe exclusivement aux colonies les varices lymphatiques et que, comme celles ci, cette forme est l'apanage de la jeunesse.

On comprend dès lors le mécanisme de l'infection du sang. Ce n'est plus après avoir progressé avec lenteur d'un canal, d'un réseau à l'autre, après avoir oscillé longtemps d'une région à une autre et avoir subi dans les groupes ganglionnaires des réactions décomposantes que les éléments altérés finissent par être livrés à la circulation générale, comme Velpeau (1) l'a fait ressortir avec une si grande élévation de vue. Dans notre endémie, au contraire, la molécule altérée, le pus parcourt sans entrave la série vasculaire envahie par l'inflammation, et ne trouve plus dans les ganglions dilatés ces barrières, ces filtres naturels, qui arrêtent et décomposent les produits hétérogènes. Ainsi favorisé dans sa marche par la dilatation anormale des vaisseaux et par le cours même de la lymphe, le pus arrive sans obstacles légitimes jusqu'au grand arbre veineux, imitant, par l'activité et par la promptitude de sa progression, l'intoxication violente et directe par les veines.

§ 2. — Lymphangite intra-ganglionnaire circonscrite.

Dans les cas heureux, l'inflammation reste fixée aux tumeurs et ne revêt pas une grande acuité. Les symptômes locaux sont alors les mêmes que ceux que nous avons décrits, à la violence près. La région ingui-

(1) *Dict. encycl. des sc. méd.*, loc. cit.; p. 81.

no-crurale est également tendue et sensible ; des bosselures caractéristiques s'y font remarquer. Il y a bien quelques fusées douloureuses vers l'abdomen ; mais les glandes lombaires semblent participer médiocrement au processus inflammatoire, si on en juge par l'absence de ballonnement du ventre et par les pressions qu'il est possible d'exercer sans éveiller les intolérables douleurs qui accompagnent la lymphangite ascendante. Les phénomènes généraux sont moins graves ; la fièvre plus modérée ; les troubles des centres nerveux insignifiants. En un mot, les accidents observés ne relèvent que de l'état inflammatoire ; l'élément infectieux n'y intervient pas pour leur imprimer les caractères alarmants dont nous avons tracé l'esquisse.

Mais ce qui devient le signe distinctif de cette forme adoucie, c'est la présence d'un cordon cylindrique, de la grosseur d'une plume d'oie, qui de la tumeur descend vers le creux poplité. L'inflammation paraît par là suivre une marche rétrograde, qui met obstacle aux chances d'infection purulente.

La rougeur œdémateuse se montre aussi sur les régions envahies ; et, un fait assez curieux que nous avons parfois rencontré et que favorise sans aucun doute la durée de l'affection, c'est qu'au décours de la manifestation érysipélateuse et avant la période de desquamation, il apparaît, sur la région de la cuisse qui en est le siége, une multitude de petites vésicules translucides, qui, en se rompant, donnent issue à un liquide opalin et coagulable. C'est une véritable lymphorrhagie cutanée, que nous avons déjà indiquée dans l'érysipèle endémique et qui le rattache aux lymphangites intertropicales par un lien nouveau.

La durée de la lymphangite intra-ganglionnaire circonscrite est de dix à douze jours ; et, bien qu'elle ne soit pas dépourvue de tout danger, on peut en triompher par une médication appropriée. La convalescence est néanmoins assez longue, à cause de l'empâtement qui persiste dans la région inguinale et de l'induration que l'inflammation laisse dans la tumeur.

ARTICLE III

Diagnostic différentiel

Les tumeurs lymphatiques peuvent être confondues avec une hernie, un lipôme, l'hypertrophie ganglionnaire et les tumeurs érectiles veineuses. Les caractères différentiels qui les séparent ont déjà été le sujet d'observations à la Société de Chirurgie, lors de la présentation du malade de Trélat. Nous y ferons quelques emprunts, en les complétant par d'autres remarques utiles à ce diagnostic.

La confusion la plus inévitable est celle qu'elles présentent avec la *hernie*. Le malade d'Amussat avait été astreint à un double bandage herniaire par les médecins de Saint-Malo, où il séjourna cinq ans avant de se rendre à Paris. Néanmoins, « la dissection des tumeurs permit de « s'assurer qu'il n'y avait pas de hernie intestinale, ni « épiploïque. » Nélaton fut très-indécis sur son diagnostic, trouvant que « la tumeur ressemblait à une hernie « épiploïque en partie réductible, à un lipôme, à une « tumeur érectile veineuse. » Trélat, avec toute la Société de chirurgie, admit chez notre compatriote D. une hernie inguinale droite coexistant avec la tumeur lymphatique. Mais l'autopsie révéla que cette *hernie n'existait pas*, et que c'était un paquet de lymphatiques variqueux occupant le canal inguinal et la partie supérieure du cordon qui avait donné prétexte à l'erreur. Petit, dans une de ses observations, rapporte que le médecin de la famille de son jeune collégien avait cru constater une double hernie inguinale et avait fait porter bandage. Il semble même faire au Dr Ormières, un de nos anciens confrères les plus distingués de la Réunion, un reproche ironique de la méprise qu'il avait commise et qui était fort excusable.

Ces diverses citations prouvent combien il est important de rechercher les signes qui peuvent établir une ligne de démarcation entre les deux affections.

La confusion avec l'entérocèle se justifierait peu ; car sa tension par les efforts de la toux, sa consistance, sa complète réductibilité et l'obstacle qu'un bandage approprié oppose à sa reproduction sont des signes suffisants pour le différencier d'une tumeur lymphatique. Il n'en est pas de même de la hernie épiploïque. Dans l'une et l'autre, bien des caractères sont communs. Siège, matité à la percussion, sensation de lobules, réductibilité partielle de la hernie peuvent réellement en imposer. Mais, dans ce cas encore, l'action des efforts de la toux provo-

quée vient éclairer le diagnostic ; l'épiplocèle pourra en
éprouver une tension plus marquée, que n'accusera jamais la tumeur lymphatique. Si l'on parvenait à réduire
l'épiplocèle, l'indécision s'évanouirait bien vite ; car la
tumeur lymphatique est dépressible, mais irréductible.
L'âge et la patrie du sujet sont encore des circonstances
dont on doit tenir compte pour la détermination de l'une
ou de l'autre affection.

Mieux que cela, la coexistence des deux tumeurs ne se
rencontre pas ; et (c'est là un point sur lequel nous appe-
lons l'attention) elle nous semble impossible. En effet,
lorsque les tumeurs lymphatiques sont anciennes et volumineuses, elles s'accompagnent de dilatations des vaisseaux intra-abdominaux. Un paquet variqueux occupe
alors le canal inguinal et en obstrue l'orifice abdominal ;
le passage d'un sac herniaire devient difficile. Il ne serait
possible, que si le développement de la hernie était antérieur à celui de la lymphangiectasie. Or, l'âge où celle-ci
évolue rend cette éventualité peu probable. D'un autre
côté, les troncs profonds et superficiels dilatés sont tellement entassés dans l'espace compris entre la paroi anté-
ro-postérieure du canal crural et la veine fémorale, qu'ils
le remplissent complétement et rendent ce canal inaccessible
à l'intestin ou à l'épiploon. Lors donc que le diagnostic
d'une tumeur lymphatique résulte de l'examen des parties,
de la considération de l'âge et de la provenance tropicale
du malade, on peut, sans crainte de beaucoup se tromper, écarter la pensée d'une hernie inguinale ou crurale,
même à l'état de complication.

Le *lipôme*, comme la tumeur lymphatique, est une tumeur indolente, molle, dépressible et élastique, lobulée, non adhérente et se développant lentement sans exercer aucune influence sur la santé. Mais les caractères qui les différencient sont assez nombreux et assez saillants pour écarter toute cause d'erreur. D'abord la symétrie est à leur égard un signe distinctif : elle est la règle pour la tumeur lymphatique et n'existe pas dans le lipôme. On peut bien rencontrer des lipômes en diverses régions du corps ; mais il est sans exemple qu'ils soient régulièrement symétriques. Quelle que soit la situation dans laquelle on place un malade, le lipôme reste invariable dans son volume, tandis que la tumeur lymphatique subit des alternatives de diminution et d'augmentation suivant que la position est horizontale ou verticale. Cette fixité du lipôme ne s'oppose sans doute pas à sa dépressibilité ; mais elle ne permet jamais sa réductibilité, même partielle, comme on l'observe dans les tumeurs lymphatiques, avec cette sensation d'un liquide qui fuit sous les doigts et à laquelle succède celle de cordons enroulés. La fluctuation elle-même, bien qu'elle soit commune aux deux affections, présente des nuances qui n'échapperont pas à une main exercée. Celle du lipôme est plus obscure : c'est la fausse fluctuation, la fluctuation *simulée*. Celle de la tumeur lymphatique donne une sensation plus précise de reflux et de soulèvement, qui n'est assurément pas le choc bref et sec des collections purulentes, mais qui indique bien la présence d'un liquide qu'on refoule, en même temps qu'on amoindrit le volume de la tumeur.

Ces symptômes variés constituent des phénomènes différentiels assez concluants pour faire discerner une tumeur lymphatique d'un lipôme.

Nous n'aurons rien à y ajouter, pour montrer combien il faudrait d'inattention pour confondre l'hypertrophie ganglionnaire avec les tumeurs lymphatiques.

Restent les *tumeurs érectiles veineuses*, avec lesquelles la confusion est possible. Même réductibilité, sensation identique de noyaux ou de cordons enroulés, facilité égale à se vider par une pression régulière. Un caractère les différencie cependant d'une façon assez nette pour ne tromper aucun médecin, c'est la distension des tumeurs veineuses par la pression sur les veines émergentes et leur affaissement par la compression des veines afférentes.

Dans ce diagnostic différentiel nous ne ferons nul état des autres tumeurs qui peuvent siéger aux aines, tels que l'encéphaloïde, la mélanose, les anévrysmes, les kystes. Il suffira d'avoir présents à l'esprit les symptômes qui les distinguent pour qu'aucune méprise ne puisse être commise à ce sujet.

Ces considérations sur le diagnostic des tumeurs lymphatiques seraient incomplètes, si nous ne les étendions à celles qui se rattachent à leur phase inflammatoire.

Une analyse attentive des symptômes et de la marche de la lymphangite généralisée, qui en est la caractéristique, ne permet pas d'y voir une fièvre continue à forme ataxo-adynamique, ni une fièvre intermittente à caractère pernicieux. Nous ne songerions pas à combattre les écarts de telles confusions, si nous n'en avions été témoin. La première ne serait possible que si, méconnaissant les symptômes locaux de la lymphangite généralisée, on ne s'arrêtait qu'aux accidents généraux, alors qu'ils sont l'expression d'une infection confirmée et que la maladie a pu dépasser les 24 ou 36 heures de son cours habituel. Dans ce cas même, à voir la rapidité de leur succession, qui oserait y reconnaître, de près ou de loin, une fièvre du groupe des typhoïdes? Quelques-uns des symptômes, pris isolément, pourraient en imposer un instant ; mais leur ensemble, leur prompte et fatale évolution lèveraient déjà des doutes, qui disparaîtraient bien vite, si on accordait la plus légère attention aux phénomènes locaux. A ne considérer d'ailleurs que le tableau général de la maladie, qui présente avec celui de l'infection purulente de si frappantes analogies, l'indécision ne se justifierait que si, à l'exemple des anciens médecins, on faisait de la pyohémie une fièvre adynamique ou ataxo-adynamique. Nous n'y insisterons donc pas plus que de raison.

Mais nous nous arrêterons davantage sur une autre erreur, qui consisterait à prendre une lymphangite généralisée, succédant à l'inflammation de tumeurs lymphatiques, pour un accès pernicieux de fièvre paludéenne. Nous avons déjà fait ressortir combien au point de vue étiologique cette confusion est erronée. Sous le rapport diagnostique, elle n'aurait pas un fondement plus solide.

Le symptôme qui ouvre la scène dans l'un et l'autre cas est celui qui prête le plus à l'erreur. Lorsqu'éclate, en effet, le frisson, on ne sait trop de quel trouble pathologique il est le présage : un moment d'incertitude est alors permis; mais, après quelques heures, elle ne se justifie plus. Car presque en même temps que le frisson, les malades accusent dans l'aine une douleur si atroce, qu'elle attire tout d'abord l'attention et fixe le caractère de la maladie. Voit-on rien de semblable dans un accès pernicieux, sous quelque forme qu'il se présente ?

Ce qui excuse jusqu'à un certain point l'embarras de quelques observateurs dans ce cas, c'est l'action réflexe que la fièvre paludéenne exerce sur les tumeurs lymphatiques. Dans les pays où les deux endémies sont simultanément observées, on remarque, en effet, que sous l'empire d'un accès de fièvre, ces tumeurs deviennent sensibles. Mais c'est là un simple retentissement sympathique, qui y provoque une douleur de mince importance, mais ne développe pas cet état inflammatoire que révèlent subitement les signes que nous avons indiqués. Il sera donc facile, en y prenant garde, de faire la part qui revient à chacune des deux affections.

ARTICLE IV

Anatomie pathologique

Nous écrivons cet article d'après les constatations de cinq autopsies : trois faites à la suite de complications inflammatoires mortelles et deux dégagées de cet élément. Les premières sont celles d'Amussat, de Nélaton et de Trélat ; les deux autres nous sont personnelles. Nous utiliserons aussi les savants commentaires et les recherches microscopiques que Th. Anger a consacrés aux premières.

Lésions des tumeurs. — Lorsqu'on dissèque une

tumeur lymphatique , on est d'abord surpris de la quantité de graisse qui l'entoure. On s'aperçoit bien à l'aspect
extérieur qu'elle se subdivise en lobes ; mais ceux-ci sont
tellement perdus dans la masse adipeuse, qu'on dirait une
tumeur unique surmontée de bosselures qui n'en font
que saillir les parois. Il n'en est rien cependant. Lorsque
la dissection, exécutée d'ailleurs avec quelque peine, a
dépouillé la tumeur de toutes les parties graisseuses qui
l'enveloppent , on reconnaît que ces bosselures sont indépendantes les unes des autres , et que la graisse a non-seulement nivellé les dépressions que les lobes laissent entre
eux , mais encore les vides qui les séparent , si bien qu'on
s'explique la consistance lipômateuse que présentait la
masse glandulaire.

Dans une de nos autopsies, cette atmosphère graisseuse
était peu prononcée et l'indépendance des ganglions plus
manifeste. Ils étaient au nombre de quatre : trois étaient
étalés au-dessous et le long du ligament de Fallope ; le
quatrième, allongé dans le sens vertical , siégeait dans
le sommet du triangle de Scarpa. Ils étaient reliés entre
eux par des troncs variqueux , et au plus inférieur ve-
naient aboutir des lymphatiques fémoraux, dont la dilatation était telle qu'on pouvait facilement les isoler sans injection préalable.

Le siége anatomique des tumeurs est dans le triangle de
Scarpa , au-dessous du fascia cribiformis et en avant des
aponévroses du psoas et des adducteurs. Elles sont plus
affaissées que pendant la vie , ridées, flasques et bosse-
lées. Leur aspect rappelle celui d'un sac noueux , irrégu-
lier comme les vésicules spermatiques ouvertes , suivant

la comparaison d'Amussat ; ou mieux , d'un amas de ca
naux noueux et pelotonnés , dont le volume varie entre
ceux d'une noix et d'une pêche. Ces canaux sont les
vaisseaux lymphatiques mêmes qui entrent dans la composition du ganglion. Ils sont flexueux, repliés plusieurs
fois sur eux-mêmes et ont de 2 à 3 millimètres de diamètre (Nélaton). Leur dilatation est, on le voit, considérable et les varicosités qu'ils présentent envahissent presque la substance du ganglion, qui semble avoir disparu
dans une métamorphose caverneuse.

En pénétrant plus avant dans la constitution des tumeurs , l'examen microscopique fournit d'intéressantes
notions, que Th. Anger a parfaitement indiquées. Nous
les lui empruntons.

On constate d'abord que l'enveloppe est souvent double : une interne, épaisse, résistante et hypertrophiée entoure chacune des masses glandulaires. On y aperçoit les
ouvertures béantes de gros troncs dilatés qui perforent la
capsule propre en s'unissant intimement à elle. En se
continuant dans la glande, ils lui abandonnent leur tunique adventice. Une seconde enveloppe , plus externe, est
commune à toute la tumeur. Elle est fine et lâche, sillon-
née de vaisseaux sanguins, et envoie des expansions qui
se confondent avec la tunique propre des lobes.

Le parenchyme glandulaire subit d'importantes modifications. Il n'est plus constitué par le tissu élastique et
ferme de l'état sain : sa consistance devient molle et
spongieuse. Malgré la confusion plus apparente que réelle
d'une texture compliquée de canaux et de lacunes spon-

gieuses, il est possible d'y discerner les substances corticale et médullaire de la glande. Dans la première, on re
trouve les sinus ou conduits péri-folliculaires très-exagé-
rés, mais avec leur direction rectiligne et concentrique. Dans
la seconde, les vaisseaux sont encore plus dilatés. Le système anastomotique qu'ils concourent à former présente,
à la coupe, la texture des tissus érectiles et fait ressortir
la disposition caverneuse de la glande. De toutes les ouvertures de ces canaux béants suinte un liquide blanchâtre
et opalin, sur lequel nous reviendrons, et dans quelques cas, très-rares il est vrai, une matière puriforme et
infecte (Amussat).

Th. Anger a poussé plus loin les investigations histologiques. Il a reconnu que les troncs afférents et efférents montrent à la superficie de la glande des ouvertures de 5 millimètres à 1 centimètre de diamètre. Leur intérieur est
occupé par des trabécules qui cloisonnent le vaisseau par
des insertions pariétales. Les troncs se subdivisent en
nombreux sinus de dimension de plus en plus petite et à
cavité également cloisonnée. Les plus gros se terminent
par une gerbe de canaux plus fins, et sur leur trajet on
voit de distance en distance des dilatations ampullaires
semblables aux lacunes des tissus érectiles.

De leur côté, les parois des sinus intra-glandulaires
sont énormément hypertrophiées et ont une épaisseur considérable. Les trabécules sont soumises à un accroissement semblable. Il a enfin constaté la disparition des follicules ou grains vésiculeux qui constituent la pulpe glandulaire. On ne les rencontre guère que dans les intersti-

ces des vaisseaux et dans l'épaisseur des trabécules , en-
tourés de granulations graisseuses.

Telles sont , en résumé , les modifications que les glandes subissent dans leur aspect et dans leur texture. Ce
qui domine dans l'altération qui nous occupe, c'est la dilatation variqueuse des vaisseaux intra-glandulaires avec hypertrophie de leurs parois , et la transformation de tout le
ganglion en un tissu réticulé et caverneux identique à celui des tumeurs érectiles.

Liquide des tumeurs. — Lorsqu'on incise les tumeurs lymphatiques , soit dans une opération d'ablation ,
soit dans des recherches nécropsiques , il s'en écoule une
quantité considérable d'un liquide opaque et lactescent. Il
vint à sourdre, sous le bistouri de Nélaton , de toute la
surface de section de la tumeur qu'il extirpa en 1860. Il
s'échappait de la dissection que fit Trélat, dès que le scal-
pel intéressait la superficie de la glande. Il avait pris le
caractère purulent dans l'observation d'Amussat, sans
doute sous l'action d'un processus inflammatoire violent.
Il offrit une apparence laiteuse teintée de rose dans nos
autopsies, où l'élément phlegmasique avait fait défaut.
Nous en avons recueilli une certaine quantité dans une
éprouvette. Déposé, il s'est séparé en deux couches : une
supérieure d'un blanc laiteux, l'autre inférieure d'une coloration rosée. Nous n'avons pu en poursuivre l'examen microscopique. Mais il a été fait par des micrographes d'une
grande habileté. Sappey et Ch. Robin y ont reconnu des
corpuscules lymphatiques emprisonnés dans les mailles de
la fibrine coagulée, des cristaux d'hématoïdine , qui ex -

pliquent la coloration rosée ; enfin de nombreuses granulations graisseuses , qui lui donnent la teinte lactescente
qu'il présente. Ces auteurs s'accordent à le considérer
comme de la lymphe ayant plus de rapports avec le chyle du canal thoracique qu'avec la lymphe des autres portions du système.

Les altérations qu'on constate dans les glandes inguinales ne s'y localisent pas. Les lésions s'étendent au-delà
de leur sphère et envahissent les troncs et les réseaux de la
cuisse et tout le système intra-abdominal. Les premières
feront l'objet d'une étude séparée ; nous ne décrirons ici
que les secondes, compagnes habituelles des tumeurs.

Lésions des groupes lombo-aortiques. — En
poursuivant la dissection dans la cavité abdominale , on
constate dans presque tous les cas la continuité des désordres du système lymphatique jusqu'au canal thoracique, qui est lui-même atteint jusqu'à sa terminaison au
confluent des veines jugulaire interne et sous-clavière gau-
ches. Après avoir, en effet, renversé les viscères thoraciques , écarté les intestins et décollé le péritoine de la
paroi abdominale postérieure, on voit le long de la colonne
vertébrale, de chaque côté lorsqu'il y a tumeurs inguinales symétriques, une masse noueuse et pelotonnée qui,
partant du canal crural, monte de bas en haut. Cette
altération a été observée et décrite pour la première fois
par Amussat ; en second lieu par Trélat. Nélaton n'a pu
la rechercher. Nous l'avons rencontrée et examinée dans
nos autopsies.

Elle se présente sous la forme de masses arrondies et al-

longées , de 7 à 10 centimètres de circonférence, composées de conduits entrelacés sans ordre apparent , et appli-
quées sur les parties latérales de la colonne vertébrale.
Elles en suivent les flexuosités , passent sous le pancréas ,
et, arrivées aux piliers du diaphragme , elles se rapprochent l'une de l'autre en se confondant entre elles. Ainsi
réunies, elles s'engagent sous le diaphragme à travers l'o-
rifice aortique de ce muscle, et se continuent jusqu'au canal thoracique. La tumeur variqueuse des veines sous-
cutanées de la jambe et de l'abdomen, qu'on a comparée à
une tête de Méduse, n'offre pas une apparence plus em-
brouillée, une confusion plus grande de vers enroulés. Au
cours de nos dissections nous avons regretté de n'avoir
pas à notre disposition un crayon exercé pour en repro-
duire l'image. Mais celle que Breschet (1) a fait figurer et
qu'a reproduite Follin dans son *Traité de pathologie externe* (2), en donne une idée très-exacte.

Ces masses sont susceptibles d'une dilatation énorme.
Amussat, en les insufflant avec un soufflet de cuisine,
leur fit acquérir un développement considérable. Les circonvolutions dont elles sont composées ressortent alors
d'une façon remarquable. En les examinant dans leurs détails, on voit souvent , à la partie inférieure de la masse,
un paquet mieux dessiné de vaisseaux dilatés, qui occupe
le canal inguinal , ou une énorme dilatation crurale , qui
simule un sac herniaire. Par là se justifient quelques er-

(1) Breschet , loc. cit., planche IV.

(2) Follin , tome II , p. 578.

reurs difficiles à éviter et auxquelles n'ont point échappé des chirurgiens d'un grand mérite.

En remontant plus haut, on remarque que les nombreux ganglions iliaques, lombaires et sus-aortiques ont complétement disparu, et se sont confondus dans la masse variqueuse, en subissant la transformation caverneuse que révèlent les glandes inguinales. Les troncs, de leur côté, se sont déformés et altérés, en revêtant les formes cylindroïdes et ampullaires particulières aux varices. Dans les premières, en même temps que les tuniques, la moyenne surtout, se sont hypertrophiées, elles se sont dilatées. Leur contractilité a disparu, mais la tunique moyenne a opposé assez de résistance aux forces expansives pour que la dilatation se soit produite sans altération de tissus. Dans les secondes, cette tunique, moins extensible que l'externe, a fini par se déchirer en entraînant l'interne dans la catastrophe : la dilatation s'est alors opérée aux dépens de la tunique externe, à la façon du sac anévrysmal mixte externe. Aussi observe-t-on sur les masses lymphatiques des renflements partiels alternant avec des portions moins dilatées du vaisseau ; d'où résultent les flexuosités nombreuses qu'on y remarque. L'incision et l'ouverture d'un fragment de ces masses montrent que les valvules sont remplacées par de simples plis adhérents à la surface interne et dirigés dans un sens opposé à celui qui leur est normal. Impuissantes par les effets de la dilatation à fermer la lumière du lymphatique, elles ont perdu leur tonicité et se sont affaissées sous le poids du liquide qui y circule.

Un fait qui frappe ceux qui procèdent à l'examen de

sujets morts de lymphangite généralisée , c'est la promptitude de décomposition cadavérique des corps. L'habitude extérieure présente de nombreuses vergetures , des
marbrures violacées et des ecchymoses sous-cutanées sur
diverses parties , principalement sur celles qui ont été le
siége de la rougeur érysipélateuse. La face devient mé-
connaissable , le tissu cellulaire se distend de gaz , et la
décomposition putride est si rapide , que nous avons souvent été contraint de provoquer l'inhumation avant le dé-
lai prescrit par la loi. On ne doit pas en être surpris ,
puisque cette forme de lymphangite se termine par une
véritable infection purulente, qui offre le même tableau
anatomo-pathologique.

Etat du sang. — Les considérations d'étiologie générale auxquelles nous nous sommes précédemment livré ,
les relations originelles qui semblent unir les maladies
lymphatiques aux conditions hématologiques observées
dans les pays chauds , imposaient à nos recherches l'examen de la constitution du sang dans nos endémies , surtout chez les individus atteints de tumeurs. Car, on le
sait, les ganglions lymphatiques , d'une part, la rate , de
l'autre, sont les principales sources des globules blancs.
Versés ensuite dans le torrent de la circulation, ils se trouvent dans le plasma sanguin dans un rapport déterminé
avec les globules rouges ou hématies, et sont destinés à
les former par métamorphose.

Il importait donc de voir si les altérations glandulaires,
qui caractérisent l'endémie que nous étudions, apportaient
quelques changements dans les fonctions hémato-poiéti-
ques des ganglions , si le sang pouvait en fournir les preu-

ves. Nous avons, dans ce but, entrepris une série d'observations microscopiques. Il nous a paru inutile d'employer les procédés de l'analyse chimique, pour lesquels
il eût d'abord fallu un collaborateur compétent, ensuite
parce que, excellents pour déterminer le chiffre en poids
des éléments principaux du sang, de la fibrine, des globules, des matières solides du sérum et de l'eau, ils sont
impuissants à préciser les qualités physiques et le rapport
proportionnel des globules rouges, surtout des leucocytes.
Le microscope seul peut, dans ce cas, fructueusement
intervenir, et parmi les méthodes adoptées, celle de la
numération directe est la plus féconde. Mais cette mé-
thode, inspirée par Vierordt, perfectionnée depuis peu
par les procédés de Malassez, de Hayem, de Grancher,
n'est susceptible d'appréciations exemptes d'erreurs que
si elle s'appuie sur de nombreuses observations, que nous
n'avons pu encore compléter. Elle préside de plus à un
ensemble de recherches afférentes à nos autres endémies.
Cette double circonstance nous engage à en réunir les résultats dans un article spécial, auquel nous renvoyons
pour ce qui a trait aux tumeurs lymphatiques.

ARTICLE V

Pronostic

La peinture que nous avons faite des tumeurs lymphatiques nous dispense d'insister longuement sur leur pronos-
tic. Néanmoins nous ferons remarquer que leur présence
n'est pas d'une innocuité aussi complète qu'on pourrait le

supposer. Tant que leur évolution se poursuit paisible-
ment, elles sont sans danger et n'ont que de faibles retentissements sur l'économie. Nous rappellerons même
qu'elles sont compatibles avec la santé, et que l'opinion,
qui leur assigne des solutions ultimes mortelles par suite
de la cachexie qu'elles prépareraient, est basée sur une
pure hypothèse que ne justifie pas l'observation des faits.

Mais il n'en est plus ainsi lorsqu'elles subissent des
complications inflammatoires. Inoffensives comme affection
locale, les tumeurs lymphatiques sont à ce titre une me-
nace permanente pour ceux qui en sont atteints ; car la
plus légère cause peut y provoquer une inflammation, toujours funeste. C'est sans doute guidé par des faits exceptionnels et favorisés, que Nepveu, dans un mémoire sur
l'*Inflammation des lymphangiectasies ganglionnaires* (1),
a pu déduire cette conclusion que « la guérison en est la
terminaison la plus ordinaire. » La règle est au contraire
la mort, et la mort rapide. Nous avouons n'avoir pas as-
sisté à un résultat différent, lorsque nous nous sommes
trouvé en présence de processus inflammatoires envahissant
les tumeurs lymphatiques et progressant de bas en haut.
Sans parler des cas que la science a enregistrés et de ceux
que nous ont communiqués nos confrères de la Réunion,
sur 9 exemples semblables que nous avons personnellement
observés, pas un n'a présenté une issue meilleure. Nous
n'avons obtenu de guérison que lorsque l'inffammation,

(1) Nepveu, *Mem. et Bull. de la Soc. de chirurgie*, 1876, tome 2, p.
587.

en atteignant la tumeur , s'y fixait ou suivait une marche
rétrograde. Les menaces d'infection purulente se trouvent
alors enrayées , et une médication appropriée peut triompher d'accidents , qui n'en offrent pas moins une certaine
gravité.

Quoi qu'il en soit ; le médecin ne devrait se prononcer qu'avec une excessive réserve sur les suites que
comportent les tumeurs lymphatiques, et ne pas cacher au
malade ou à son entourage le danger auquel elles exposent.
Lors de l'application de la loi militaire aux colonies , elles
ne manqueront pas de prendre une place désignée dans le
tableau des infirmités susceptibles de motiver l'exemption
ou la réforme du service actif.

ARTICLE VI

Traitement

Le traitement des tumeurs lymphatiques doit varier suivant qu'il s'adresse à l'une des deux phases de la maladie :
à celle d'évolution normale ou à celle de complication inflammatoire.

La nature franchement diathésique des tumeurs ne permet pas d'en restreindre le traitement dans les limites de
quelques moyens topiques. Elle s'accommode mieux d'indi-
cations thérapeutiques générales qui, en visant, autant que
possible , les causes de la maladie, peuvent en arrêter les
progrès, sinon la guérir radicalement.

La meilleure chance de succès est de soustraire d'abord

les malades aux influences climatériques, qui jouent, sans contredit, dans le développement de cette affection, un rôle prépondérant. Il convient de les engager à émigrer en Europe ou dans toute autre région tempérée, et de le faire à l'âge où les tumeurs commencent à paraître. Il ne faut même pas espérer qu'un déplacement de quelques mois puisse en amener la disparition. Il devra être assez prolongé pour que la constitution du sujet soit suffisamment modifiée. Si l'observation enseigne que l'Européen qui émigre dans les pays chauds n'est accessible aux endémies lymphatiques qu'après un séjour de cinq ans au moins, il ne faudra pas un temps moindre pour transformer, dans les contrées tempérées, la constitution lymphatisée du jeune créole. La relation d'Amussat nous apprend même que cette période est parfois insuffisante. Nul doute aussi que, durant le cours de cette transformation, les tumeurs ne soient encore exposées aux inflammations dont quelques exemples se sont offerts à l'examen des médecins d'Europe. Malgré cette éventualité, nous recommandons l'émigration comme le moyen curatif le plus certain.

Si elle n'était pas praticable, il conviendrait de rechercher sur les altitudes des pays tropicaux des stations analogues. L'île de la Réunion se prête merveilleusement à l'exécution de cette prescription. Sur la pente de ses montagnes, et jusqu'à 1,000 et 1,200 mètres, on peut trouver des climats variés et des températures incompatibles avec les endémies lymphatiques. Car sur ses hauts plateaux et dans ses cirques intérieurs, à partir de 700 mètres, les créoles de descendance européenne, qui y vivent et font souche, n'en présentent aucun vestige. L'habitant du littoral porteur de tumeurs lymphatiques en entraverait sans aucun doute l'évolution progressive par un séjour prolongé sur ces hauteurs. Nous avons des observations qui en attestent l'efficacité. Des personnes, atteintes dans leur jeunesse de tumeurs assez volumineuses, les ont vues disparaître, du moins se réduire à l'état de noyaux peu saillants, durs et semblables à des pelotes de cordons enroulés, ce qui équivaut à la guérison, par une habitation continue pendant une succession d'hivernages sur des altitudes de 700 à 800 mètres et par un traitement général approprié.

Le plus rationnel est celui qui aura pour but de rétablir l'harmonie troublée dans les éléments constitutifs du sang, et comme conséquence de faire taire les prédominances lymphatiques. Celui qui peut être opposé à l'anémie tropicale trouve ici sa place. Les préparations martiales, les toniques, le régime analeptique et l'hydrothérapie nous ont donné les meilleurs résultats. Nous indiquerons, parmi les premières, les iodures et les lactates ferro-manganiques, suivant les formules de Burin du Buisson, ou bien unis au sirop de quinquina et administrés à la dose de 30 centigrammes par jour. On y associera les aliments nourrissants et peu encombrants, notamment les jus et gelées de viande ; les stimulants des fonctions digestives, le vin et le café ; enfin les excitants physiques, parmi lesquels les bains froids et l'hydrothérapie tiennent le premier rang.

L'huile de foie de morue, par ses propriétés nutritives et stimulantes, rend les plus utiles services dans cet état.

Bien que le lymphatisme tropical , comme origine et comme physionomie , soit loin de ressembler à celui des pays froids et humides , il aboutit au même résultat : à la détérioration de la constitution et à l'insuffisance de la nutrition ; l'huile de foie de morue lui est aussi opposée avec des avantages que l'expérience constate chaque jour. Elle deviendra un précieux adjuvant du traitement constitu·tionnel à imposer aux sujets porteurs de tumeurs lymphatiques.

Mais, nous le répétons, toutes ces tentatives thérapeutiques et diététiques seront infructueuses , si les malades restent exposés aux influences climatériques , contre lesquelles la lutte serait stérile. Elle n'autoriserait alors aucune espérance d'entraver le progrès des tumeurs , et ne permettrait qu'un souci, celui de leur épargner les complications inflammatoires.

Nous avons ouï parler d'un traitement empirique , qui jouirait d'une certaine faveur à l'île Maurice : c'est le remède de l'abbé Spenn, qui, paraît-il, ne serait autre chose qu'une solution alcoolique d'émétique. On le seconde par l'usage de bains froids et par un régime d'où sont proscrits le poisson, les charcuteries et viandes salées et les épices. Nous n'en pouvons rien dire , n'ayant pu en constater les effets. Mais si la composition de ce remède est bien celle que nous indiquons, nous ne saisissons pas par quelles mystérieuses vertus il serait susceptible d'assurer la guérison d'une affection contre laquelle échouent les prescriptions les plus rationnelles.

La compression des tumeurs par des appareils élastiques

est une manœuvre plutôt nuisible qu'utile. On sait déjà à quelle douleur ont été exposés les malades, lorsque par méprise on leur a infligé des bandages herniaires. Le malade d'Amussat , bien qu'il se fût habitué à ne pouvoir marcher sans le secours d'un appareil compressif , était souvent obligé de l'ôter pour obtenir un soulagement. Le collégien dont parle Petit résistait à son application , à cause du malaise qu'il en ressentait. Nous avons vu , par leur emploi intempestif, les tumeurs se gonfler , devenir douloureuses et atteindre presque aux limites de l'inflammation. Le caleçon compressif de Bourjeaurd lui-même n'est pas mieux toléré.

Ces appareils, outre qu'ils ne sont d'aucune utilité contre le développement de la maladie , ont l'inconvénient de froisser , d'irriter la peau , dont l'inflammation peut gagner les tumeurs. Nous les proscrivons. Nous n'en conseillons l'usage que lorsque les tumeurs deviennent trop volumineuses et que par leur poids elles gênent les mouvements du membre. Nous nous servons alors, plutôt comme soutien que comme compression , de cuissards faits en quelque tissu peu extensible , bouclés autour de la cuisse et retenus sur la région inguino-crurale par des branches verticales attachées à une bande horizontale qui passe autour du bassin.

L'intervention chirurgicale est-elle possible , opportune même, pour obtenir une cure radicale des tumeurs lymphatiques ? La seule que la science ait enregistrée en France est l'extirpation pratiquée par Nélaton, sur les pressants désirs de son malade. On sait quelles désastreuses conséquences en ont été la suite. Il fut impossible d'enlever complétement la tumeur à cause de son extension dans les régions inguinale et crurale, et l'opération fut bientôt suivie d'une angioleucite diffuse phlegmoneuse qui emporta l'opéré. Instruit par cet échec inattendu, Nélaton pose le principe qu'il n'est pas permis au chirurgien de toucher à ces tumeurs sans exposer le malade aux dangers les plus sérieux. C'est sous l'impression de cette sage réserve que nous avons inscrit au seuil même de ce chapitre un épigraphe qui en rappelât le précepte impérieux. Il ne faut pas toucher à ces tumeurs, ni avec le bistouri, ni par la ligature, ni par la cautérisation, procédés non-seulement inutiles, mais dangereux. Inutiles, puisque la tumeur inguinale n'est que le commencement d'une succession de dilatations semblables, échelonnées le long de la colonne vertébrale, et qu'en attaquant l'une, on ne guérit pas les autres. Dangereux, parce que l'exérèse peut y développer des inflammations consécutives et livrer aux ouvertures béantes des lymphatiques incisés des voies faciles à la résorption de liquides altérés par les surfaces de section.

Les divers modes de ligatures, la suture, le séton, la galvano-puncture et les injections coagulantes, qu'on pourrait songer à emprunter à la thérapeutique chirurgicale des varices veineuses, ne présenteraient, pour les mêmes motifs, ni chances de succès, ni garantie contre de terribles éventualités.

Le chirurgien devra même être très-circonspect dans les opérations de voisinage qu'il serait appelé à pratiquer sur les individus porteurs de tumeurs lymphatiques. On a vu, chez le malade de Trélat, l'incision d'une fistule ana-

le très-superficielle transmettre aux tumeurs , par les lymphatiques de la fesse, une irritation qui est devenue le
point de départ d'une inflammation fatale. Nous connaissons l'observation d'un homme , chez lequel de simples
mouchetures faites sur un scrotum pris d'érysipèle œdémateux avaient provoqué dans les tumeurs dont il était
atteint une inflammation promptement mortelle. Nous
n'entendons pas que la présence de tumeurs lymphatiques
soit une contre-indication aux opérations de voisinage,
qui peuvent être exécutées dans les régions qui ont avec
les glandes inguinales des relations anatomiques. Mais il
est prudent d'en être préoccupé, et de mettre dans la ba-
lance des suites de l'opération, quelque légère qu'elle soit,
les complications souvent funestes dont les tumeurs peuvent devenir le siége.

Les accidents inflammatoires réclament une médication
active, en rapport avec l'intensité de l'inflammation. Les
poussées qui se font dans les tumeurs, soit au moment des
oscillations annuelles , soit à la suite de fatigues, néces-
sitent avant tout le repos et la position horizontale. On
sait, en effet, que dans cette situation le gonflement des
tumeurs tend naturellement à diminuer. Elle devra donc
être imposée au malade, qui s'y soumet d'ailleurs de lui-
même dans les formes plus accentuées. Il suffira ensuite
de quelques embrocations huileuses tièdes , d'onctions belladonnées et de cataplasmes, pour entraver des phénomènes qui, dans ces circonstances, ne présentent pas une
grande gravité.

La lymphangite intra-ganglionnaire circonscrite a plus
d'importance au point de vue du traitement. Ce n'est

pas, comme dans le cas précédent, un simple gonflement douloureux qui en constitue l'essence. L'inflammation s'en est emparée et la médication doit s'y rapporter. Localement les antiphlogistiques émollients seront encore parfaitement indiqués : le repos absolu, les bains tièdes, les onctions belladonnées, les cataplasmes. Un topique, que nous avons vu empiriquement employer et qui a amené, sous nos yeux, de rapides soulagements, c'est une macération à chaud de persil dans de l'huile de coco. On y trempe des linges, dont on fait des applications tièdes et répétées sur les tumeurs enflammées. Nous n'attachons au persil qu'une mince valeur, bien qu'il jouisse de propriétés résolutives, mais beaucoup plus à l'huile tiède. Quoi qu'il en soit, le moyen soulage et détend les tumeurs : nous l'avons volontiers accepté.

Nous sommes d'opinion qu'il faut être très-sobre d'émissions sanguines au moyen des sangsues. Elles sont difficilement supportées, à cause de la sensibilité des parties, et ont de plus l'inconvénient d'aggraver, par leurs piqûres, la plaque érysipélateuse et de favoriser les résorptions septicémiques.

Lorsqu'on est parvenu au déclin de l'inflammation, qui ne commence à se manifester que vers le 4e ou le 5e jour, on peut avec avantage poursuivre le cordon cylindrique fémoral avec des badigeonnages de collodion riciné : cet agent nous a semblé amener la résolution plus promptement que tout autre.

Mais, c'est surtout la lymphangite intra-ganglionnaire généralisée qui, par sa gravité, demande une énergique intervention. Il ne faut cependant pas se faire illusion : le succès est bien rarement obtenu. Le danger de cette forme réside principalement dans la possibilité, dans la constance même des résorptions. C'est à cet accident formidable qu'il est nécessaire d'opposer une barrière infranchissable. La première indication est de combattre la cause qui peut le produire, c'est-à-dire l'état inflammatoire des tumeurs. On insistera avec plus de persévérance sur les topiques émollients et calmants, aussi bien sur les tumeurs inguinales que sur l'abdomen : embrocations huileuses, pommade de belladone, onguent napolitain, cataplasmes arrosés de laudanum, bains tièdes. On peut y joindre quelques potions opiacées, pour atténuer la violence des douleurs. Quelques médecins y ajoutent à l'intérieur le calomel et le tartrate antimonié de potasse. Nepveu rapporte que le D\u1d63 Noël, de l'île Maurice, en a obtenu de bons effets.

Nous préférons l'emploi d'agents thérapeutiques, qui, d'après l'expérience d'intoxications semblables, ont paru empêcher la formation des principes qui y président ou mettre l'économie en puissance de résister à leur action délétère. Tout en continuant les moyens locaux qui s'adressent à l'élément inflammatoire de la maladie, nous avons, dans ce but, fait choix de l'alcoolature d'aconit et du sulfate de quinine ; enfin dans les périodes adynamiques, de l'extrait de quinquina à haute dose, des boissons vineuses et du bouillon.

Un des caractères distinctifs de cette forme de lymphangite étant la septicémie, il ne faut pas attendre que les accidents qui la révèlent se soient dessinés ou que l'adynamie se soit constituée, pour leur opposer les ressources d'une thérapeutique active. Concurremment avec les topiques émollients, nous conseillons, dans ce cas, l'usage d'une potion anti-septique et tonique, dans la composition de laquelle entrent de 2 à 4 grammes d'alcoolature d'aconit et 2 grammes de sulfate de quinine pour 150 grammes d'un véhicule édulcoré avec du sirop d'écorces d'oranges amères.

Contre les phénomènes adynamiques confirmés nous éliminons de la potion le sulfate de quinine, pour le remplacer par 8 grammes d'extrait de quinquina.

Cette dernière médication, secondée par les vins généreux, les bouillons et les jus de viande, est continuée, si par aventure le malade, résistant aux dangers des accidents infectieux du début, peut atteindre la période adynamique de la maladie. Si celle-ci se trouvait traversée de manifestations hémorrhagiques et pétéchiales, le perchlorure de fer et les limonades minérales deviendraient une indication complémentaire toute naturelle.

Typ. de Gabriel et Gaston Lahuppe, rue du Conseil
Saint-Denis (Réunion).

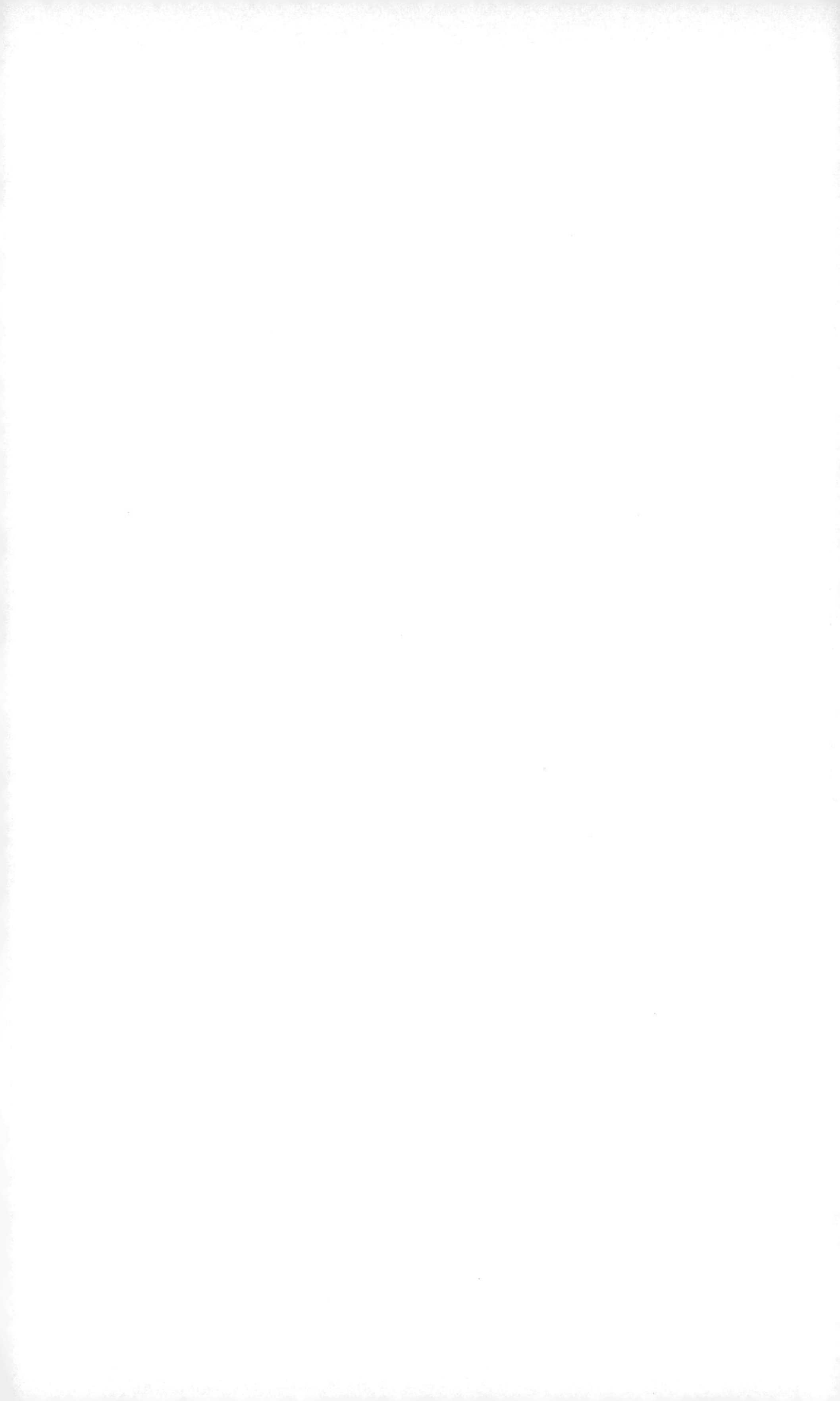